# Wahre und falsche Heilkunde.

## Ein Wort der Aufklärung

über den

**Wert der wissenschaftlichen Medicin gegenüber der Gemeingefährlichkeit der Kurpfuscherei**

von

Dr. med. **Karl Alexander** in Breslau.

---

Von der Ärztekammer für die Provinz Brandenburg und den Stadtkreis Berlin

**preisgekrönte Schrift.**

**Berlin.**

Druck und Verlag von Georg Reimer.

1899.

Motto: „Es werde Licht!"

Die Grundtendenz der wissenschaftlichen Medicin, die nicht bloß auf die Heilung bestehender Krankheiten bei einzelnen Individuen hinzielt, sondern heutzutage immer mehr die Verhütung von Schädigungen der menschlichen Gesundheit und die Hebung des allgemeinen Volkswohls in den Vordergrund treten läßt, führt die Ärzte notgedrungen nach langem Zögern auch zum energischen Kampfe gegen unheilvolle Zustände, die geschaffen sind durch das immer schamlosere und intensivere Hervortreten der Kurpfuscherei, welche seit Einführung der Kurierfreiheit sich immer mehr zu einer das sanitäre Wohl der Gesammtheit tagtäglich stärker bedrohenden Erscheinung gestaltet, „ganz anders wie in jener früheren Periode, wo ihr doch immer der Makel des Ungesetzlichen, Unerlaubten, eines, so zu sagen, 'unehrlichen Gewerbes' anhaftete". — (Eulenburg.)

Merkwürdigerweise ist bei Vielen die leider irrige Ansicht verbreitet, daß im Deutschen Reiche nur der nach langem Studium staatlich Approbierte Heilkunde ausüben dürfe. Freilich, im ganzen übrigen civilisierten Europa, vom freien Frankreich bis zum absoluten Rußland, und selbst in vielen Staaten Amerikas ist das so; aber bei uns, dem Volke der Denker und Dichter, darf jeder, vom Analphabeten und Straßenkehrer bis zum Prälaten, ohne die geringste Vorbildung hierfür mit der Gesundheit und dem Leben seiner Mitbürger Fangball spielen; und während man — wie Medicinalassessor Springfeld[1]) treffend bemerkt — Personen, die bestraft sind, das Gewerbe auf Grund des § 35 R. G. O. wegen Unzuverlässigkeit versagt, vom Direktor jeder Theatergesellschaft artistische Zuverlässigkeit verlangt, und die Macht den Behörden gegeben hat, unzuverlässige Elemente von fast allen Berufsarten auszuschließen, deren Ausübung Leben und Gesundheit der Bevölkerung gefährden könnte, geben die Gesetze des Staates keinen Schutz gegen die Gefahren, welche

[1]) s. Ärztl. Sachverst.-Zeit. 1898 Nr. 13: „Die Ueberwachung der Kurpf. in Berlin".

aus der Gewissenlosigkeit, der Habgier und der Ignoranz nicht approbierter Heilkünstler dem Publikum drohen, und lassen es schutzlos gegen katilinarische Existenzen. —

Betrug und Lüge werden immer ihren ärgsten Feind in der Wahrheit sehen. Was Wunder, wenn jene heilkünstelnden Dunkelmänner heftigsten Kampf führen gegen das hell strahlende Licht der Wissenschaft, wenn sie in Schriften und Volksversammlungen die Ärzte als Giftmischer und Ausbeuter und die Professoren, den Stolz der Nation, als gemeingefährlich hinstellen (Volksversammlung der Naturheilkünstler, Magnetopathen etc. v. 24. März 1899 in Berlin), „gegen die man den Staatsanwalt anrufen müsse".

Solchen Anschuldigungen gegenüber ist jeder Kampf nur aufgedrungene Abwehr und jede Aufklärung nur die notwendige Flucht in die Öffentlichkeit.

Die Wissenschaft und insbesondere die medicinische Wissenschaft hat diese Öffentlichkeit nicht zu scheuen. —

Bei einem Feste zu Ehren eines großen deutschen Gelehrten erhob sich der Vertreter Japans, Fuschajami, und rief, tiefdurchdrungen von der hohen Bedeutung dieser Wissenschaft, begeistert aus: „Als die jetzige Kultur von Westen nach Osten wanderte, war ihre Führerin in meinem Vaterlande die Medicin! Der Dank für die neue kulturelle Entwickelung Japans gebührt daher in erster Linie den Vertretern der medicinischen Wissenschaft in Europa!"

So erkennt ein großes Volk die Segnungen einer Wissenschaft, deren es eben teilhaftig geworden, gegenüber einem Urzustande, in dem es sich befunden, und auf den unsere modernen Heilkünstler die Medicin wiederbringen möchten; so empfindet es den Unterschied zwischen blindem Hin- und Hertappen im Hexenspiel medicinischen Wunderglaubens und den sicheren Folgerungen und Erfolgen einer exakten Naturwissenschaft, die in mehr als tausendjähriger Arbeit in die Tiefen der Natur eingedrungen, und gestützt auf ihre Schwestern, Chemie und Physik, die Vielgestaltigkeit und Wandelbarkeit der Formen, in denen das menschliche Leben sich abspielt, zu ergründen verstand. Ja, diese Wissenschaft ist es, die „das vertraute Gesetz in des Zufalls grausenden Wundern" suchte und mit stetem Blick auf die umgebende Welt die Mittel zur Erhaltung des gesunden und zur Heilung des kranken Organismus in Wasser, Luft und Licht, in den Tiefen der Erde und auf den Höhen, im Pflanzen-, im Tier- und Mineralreiche, kurz im großen Reiche der Natur zu finden wußte. Sie ist die wahre Naturheilkunde, nicht jene, welche gepachtet zu haben eine schwarze Bande von Pfuschern sich brüstet, die zwar ein paar kalte Güsse und Umschläge planlos zu geben und

Medicinische Wissenschaft ist die wahre Naturheilkunde.

Methoden, die sie aus uralten ärztlichen Büchern gestohlen, kritiklos aber reklamevoll anzuwenden versteht, jedoch Krankheiten heilen will, ohne Krankheiten zu kennen. Gerade die wissenschaftliche Medicin hat schon von den Zeiten ihres ersten Begründers Hippokrates an bis zum heutigen Tage den Grundsatz vertreten, daß alle Krankheiten durch die natürlichen, jedem Organismus eigentümlichen Bildungsprozesse geheilt werden und dem Arzt nur die Aufgabe zufällt, die Natur im Kampfe mit der Krankheitsursache zu unterstützen.

Notwendigkeit der Vorbildung für die Erkennung und Behandlung von Krankheiten.

Eine solche ärztliche Unterstützung ist selbstverständlich nur möglich durch genaue sachverständige Ermittelung aller erfahrungsgemäß die Krankheiten herbeiführenden Schädlichkeiten, sowie durch genaue Erkenntnis des Baues (Anatomie) und der Funktionen (Physiologie) des menschlichen Organismus im Zustande der Gesundheit und Krankheit. —

Ein feines Räderwerk einer Uhr wird Keiner auszubessern sich anmaßen, der nicht in jahrelanger Lehre mit ihrer Zusammensetzung sich vertraut gemacht hat. Aber in das unendlich feinere Räderwerk des menschlichen Organismus mit roher Hand hineinzugreifen, erkühnen sich Tausende, die, oft auf niedrigster Bildungsstufe stehend, nicht die geringste Ahnung von dem Bau des höchsten Wesens der Schöpfung besitzen und allenfalls, in Erinnerung an uralte Bücher, in den Vorstellungen überlebter Zeiten, von einer Naturkraft oder Lebenskraft faseln, die sie im Erkrankungsfalle hervorholen wollen.

Die sogenannte Naturkraft ist nur der Inbegriff der chemischen und physikalischen Kräfte der organischen Materie.

Diese sogenannte Lebenskraft ist gar nicht etwas Besonderes; sie ist nur der Inbegriff der physischen, chemischen und mechanischen Kräfte der organischen Materie, durch deren Eigenheit und Verbindung die tierischen Erscheinungen wirklich werden. — Wendet man den Blick in das Getriebe des lebendigen Organismus, so erkennt man leicht, daß jedes Organ unseres Körpers seine besondere Verrichtung hat. Der Herzschlag bewirkt den Kreislauf des Blutes, die Atembewegung die Lüftung der Lungen sowie die Stimme und Sprache; die Kontraktion der Muskulatur erzeugt die mechanische Arbeit, welche die Ortsbewegung unseres Körpers und seiner Glieder ermöglicht; jede Drüse bereitet einen anderen, besonderen Saft; bestimmte Nerven vermitteln die Empfindung, andere die Bewegung, wieder andere die Absonderung. — Krankheit ist nichts anderes als die Gesamtsumme der Lebenserscheinungen unter veränderten Bedingungen. Das eigentliche, mit allen Mitteln der feinsten Untersuchungsmethoden zu erstrebende Ziel der wissenschaftlichen Medicin ist die Erkenntnis eines krankhaft gewordenen Zustandes in seinen Ursachen und seinen Folgezuständen und die Zurückführung der einzelnen veränderten Lebenserscheinungen auf ihre physikalischen, chemi-

Notwendigkeit von Vorkenntnissen für die Beurteilung der Wirksamkeit der Arzneimittel.

schen, physiologischen Grundgesetze. Ein geradezu vorbildliches Beispiel für die Notwendigkeit dieser Erkenntnis, bevor wir an die Beeinflussung der Krankheitsbilder gehen können, liefern z. B. die berühmten Untersuchungen Traube's über die Wirkung der Digitalis, der in der roten Fingerhutpflanze enthaltenen eigenartigen Substanz, auf das Herz. Erst mußten die Gesetze erforscht sein, nach denen der Druck in den Gefäßen und die Blutverteilung vor sich gehen, erst mußten die Bedingungen der Arbeitsleistung des Herzmuskels und seine Abhängigkeit von gewissen Nervenreizen festgestellt sein, bevor es möglich wurde, rein physische Abweichungen von der Norm richtig aufzufassen und regulierend in den Gang des schadhaft gewordenen Mechanismus durch gewisse Stoffe einzugreifen, die eben, wie die Digitalis, sachgemäß angewandt, die Leistung des erlahmenden Herzens steigern und so oft lebenserhaltend wirken.

Krankheiten dürfen nicht bloß nach ihren Symptomen behandelt werden.

Ein fundamentaler Fehler ist es, aus dem Vorhandensein einer krankhaften Erscheinung, wie Husten, Atemnot, Durchfall. Fieber, ohne weiteres die Behandlung nur nach den Symptomen zu gestalten, wie es der Laie und der Kurpfuscher meistens thut; viele solcher krankhafter Erscheinungen sind Verteidigungsmaßregeln des Organismus, die nur der wissenschaftlich gebildete Arzt verstehen und darum zuweilen dämpfen, aber nicht bekämpfen wird. Bei Diarrhöe wird der Laie an Opium und bei Verstopfung an Abführmittel denken. Und doch kann das unter Umständen falsch und gefährlich sein. Wenn z. B. schädliche Stoffe sich im Darm befinden, darf ein durch sie erzeugter Durchfall nicht beseitigt, sondern muß sogar unterstützt werden, und in solchem Falle wird für den Durchfall gerade ein Abführmittel, wie Kalomel, das zudem noch die Gährungserreger beeinträchtigt, Heilung bringen. Im umgekehrten Falle wird bei Verstopfung, wenn diese, wie z. B. bei Bleivergiftung, nur auf einem Krampfe der ringförmigen Darmmuskulatur beruht, das krampfstillende Opium, das sonst als Verstopfungsmittel bekannt ist, als Abführmittel wirken. — Morphin ist das wirksamste Mittel gegen einen lästigen und zwecklosen Hustenreiz und kann in vielen Fällen durch Ruhigstellung der entzündeten Stimmbänder sehr vorteilhaft sein. Wo aber massenhaftes Sekret in den Luftwegen sich befindet, dessen Herausbeförderung notwendig ist, dessen Verbleiben vielleicht gar Atmungsbehinderung, faulige Zersetzung u. dergl. hervorrufen kann, da darf der Hustenreiz, so quälend er auch sein mag, nicht bekämpft werden.

Aus solchen Beispielen ergiebt sich aber auch klar der notwendige Schluß, daß man nicht nur die menschliche Natur in ihren Lebensäußerungen, sondern auch die Wirkung der einzelnen Arzneimittel genau kennen muß, ehe man an die Behandlung kranker

Menschen sich wagen darf; denn sonst kann man unmöglich auseinanderhalten, was Effekt der Krankheitsursache, was Symptom des Krankheitsprozesses und was andrerseits Arzneiwirkung sei. — Nur der Unkenntnis oder der Böswilligkeit entspringt der Kampf vieler Laien und Naturheilkünstler gegen die Arzneimittel als „Gifte", die den Körper angeblich überschwemmen. Wie bei anderen chemischen Vorgängen besteht auch bei den physiologischen Wirkungen der Arzneimittel eine Proportionalität zwischen der eingeführten Menge und der Intensität der Wirkung. Selbst die heftigsten sogenannten Gifte darf man ungestraft in sich einführen, sofern die Mengen nur klein genug sind, um nicht als Gift, sondern als Heilmittel zu wirken.

Notwendigkeit des Tier-Versuchs.

Ein unentbehrliches Hilfsmittel für all diese Forschungen ist der Tierversuch! Das muß gegenüber der heftigen neuerdings wieder von reklamebedürftigen Personen genährten Bewegung gegen die Ärzte als „Vivisektoren" energisch betont werden. Die segensreichen Wirkungen des Chloralhydrats, welches Liebreich in die Therapie eingeführt hat, die Anwendung des Amylnitrits bei Gefäßkrampf, des Atropins zur Stillung des Speichelflusses, des Physostigmins als Gegengift gegen das Gift der Tollkirsche — das alles sind Früchte des Tierversuchs, welche durch chemische oder irgend welche andere Untersuchungen niemals hätten gewonnen werden können. — Verdanken wir doch sogar auch dem Tierversuch die ungeheuer wichtige Kenntnis der Lebensgeschichte der Trichine [1]). Erst durch Fütterungsversuche bei Tieren wurde festgestellt, in welche Teile der Muskulatur die Trichine mit Vorliebe und in größeren Mengen einwandert, und hieraus die nötige Erfahrung gewonnen, um heute jedem Fleischbeschauer sichere Regeln für die Trichinenschau zu geben. Da ein einziges trichinöses Schwein nicht selten weit über 100 Personen, im Mindestfalle aber 20 Personen durchschnittlich infiziert, und bereits im Jahre 1881 in Preußen allein 1695 Tiere trichinos gefunden wurden, so sind durch die Ergebuisse medicinischer Wissenschaft gegen 34000 Menschen vor einer schweren Erkrankung bewahrt worden, die 30% Sterblichkeit aufweist! — Vor solchen Ziffern bekommt man Respekt. —

Es mögen wohl einige Hundert Kaninchen, Meerschweinchen u. s. f. diesen Studien zum Opfer gefallen sein. Aber unser Mitgefühl muß sich

---

[1]) S. Die Vivisektion. Auf Veranlassung des Kgl. Preuß. Ministers der geistlichen, Unterrichts- und Medicinalangelegenheiten besprochen von Dr. R. Heidenhain 1884.

von diesen ab- und den vielen Tausenden von Menschen zuwenden, die so alljährlich vor Lebensgefahr bewahrt bleiben.

Das praktische Bedürfnis hat die Wissenschaft geschaffen.

Das praktische Bedürfnis, nicht die Sehnsucht nach Erkenntnis hat alle Wissenschaften geschaffen, das praktische Bedürfnis, das zunächst seine Ziele unmittelbar in raschestem Anlauf zu erreichen strebte: viel Therapie, wenig Pathologie und verschwindende Bruchteile von Anatomie und Physiologie bildeten den Gesamtinhalt der Medicin im Altertume und Mittelalter. Durch die Unfruchtbarkeit dieses Standpunktes gezwungen, der Not gehorchend, nicht dem eignen Triebe, hat die Medicin ihre Grundlagen ausgedehnt und immer weitere Gebiete occupiert, bis sie zu der gegenwärtigen Erfassung ihrer Aufgaben gelangt ist und so schließlich auch einen Schatz glänzendster Untersuchungsmethoden und eine Fülle von sicher wirkenden Heilmitteln und Behandlungsmethoden und eine Summe von Abwehrmaßregeln zur Verhütung von Krankheiten, zur Hebung des allgemeinen Volkswohles gefunden und in den Dienst der Menschheit gestellt hat. —

Leistungen der wissenschaftlichen Medicin für den Einzelnen im Gegensatz zur Kurpfuscherei.

Mit dem elektrischen Lichte und dem Spiegel dringt sie in die Tiefen der Körperhöhlen, in Magen, Blase, Kehlkopf, Ohr und Auge und entdeckt Veränderungen, die durch frühzeitiges ärztliches Erkennen eine segensreiche Behandlung ermöglichen, während der Kranke, vom Pfuscher behandelt, dem sicheren Siechtum verfällt; die ewigen physikalischen Gesetze des Schalls verwendet sie zur Feststellung von Veränderungen in den wichtigsten Körperorganen; die eigentümlichen und so äußerst komplizierten Beziehungen der elektrischen Ströme zur Thätigkeit der Muskel- und Nervenzellen dienen ihr zur Erkennung und Heilung von Störungen in diesen Gebieten; die Chemie lehrt sie, aus der Zusammensetzung des Blutes, des Harns, des Magensaftes auf gewisse Veränderungen in den Organen zu schließen; der Blick in das Mikroskop erschließt ihr Wesen und Bedeutung einer unendlich kleinen Welt, sowohl der tierischen und menschlichen Zellengebilde, die allein die Träger des Lebens und auch die Träger krankhafter Veränderungen sind, als auch jener kleinen Lebewesen, von denen Millionen in einem Wassertropfen Platz haben, die aber doch trotz ihrer Kleinheit die Ursache aller Infektionskrankheiten sind und welche gefunden werden mußten, bevor man ihre verheerenden Wirkungen bekämpfen konnte.

Bedeutung der chirurgischen Eingriffe.

Und auch erst der bestimmte Nachweis von dem Vorhandensein solcher, genau charakterisierter lebender Krankheitserreger, Spaltpilze (Bakterien) genannt, und Lister's unsterbliche Entdeckung der Möglichkeit, das Eindringen eines solchen fremden, giftbildenden Organismus durch gewisse, von der synthetischen Chemie gelieferte Stoffe zu verhindern, bahnte in erster Linie die Wege, auf welchen die Chirurgie unserer Tage ihren Triumphzug über die ganze civilisirte Erde halten konnte. Tief im

Innern sitzende Eiterherde, die zu Lähmungszuständen, zum Siechtum und Verfall führen können, eröffnet das Messer des Arztes; Steine und Fremdkörper holt er mit sinnreich erdachten Instrumenten aus dem Körperinnern; der Luftröhrenschnitt rettet den dem Ersticken Nahen; der Trommelfellstich schützt den Kranken vor Gehirneiterung; die operative Entspannung der Iris (Regenbogenhaut des Auges) erhält dem sonst sicher Erblindenden das Augenlicht, und die Staaroperation läßt den schon Hoffnungslosen wieder das Sonnenlicht schauen.

Und im sicheren Besitz solch unumstößlicher Thatsachen soll der Arzt ruhig zusehen, wie Naturheilkünstler und Magnetopathen und andere Kurpfuscher mit frecher Lüge in die Welt hineinschreien, daß sie alle Krankheiten ohne Operation heilen können, und auf diese Weise so manchen Kranken, der in ihre Hand fällt, dem sicheren Siechtum oder dem Tode entgegenführen, wo ein Schnitt oder ein sonstiger sachgemäßer ärztlicher Eingriff Gesundheit und Leben hätten retten können. Lehrreich ist hierfür uuter anderem ein gerichtlich erwiesener Fall, in welchem der Kurpfuscher Knittel in Breslau einen Patienten mit akuter Harnverhaltung zu Tode kurierte, während ein zu rechter Zeit ärztlich eingeleiteter Katheterismus jede Lebensgefahr von ihm abgewendet hätte. (Bresl. Strafk. 24. Mai 1898.)

Den Erfolgen chirurgischer Eingriffe stellen sich, durch immer weitere Vervollkommnung der Untersuchungstechnik und tieferes Eindringen in das Wesen der Krankheiten, auch bezüglich der Behandlung innerlicher Erkrankungen Erfolge an die Seite, mit denen eine ziel- und planlose Kurpfuscherei sich nicht im entferntesten messen kann.

**Wert chemischer Mittel bei der Behandlung von Krankheiten.**

Der sicheren Wirkung der Digitalis bei gewissen Herz- und Nierenerkrankungen wurde schon Erwähnung gethan. Ähnlich steht es mit der geradezu spezifischen Wirkung des so viel, aber so grundlos angefeindeten Quecksilbers, das selbst da bei Syphilis oft hilft, wo durch sogenannte „Naturbehandlung“ Kranke verpfuscht sind. Eine überaus große Statistik über den Verlauf dieser Krankheit, die bekanntlich den ganzen Körper ergreifen kann und über viele Jahre sich erstreckt, ergiebt, daß die schweren Erscheinungen der späteren Perioden bei weitem am meisten bei den nicht ärztlich Behandelten auftreten. In Bosnien, wo früher ganze Dörfer von der Lustseuche ergriffen und verheert waren, ohne daß man wußte, worum es sich überhaupt handelte, ist der Ablauf der Erscheinungen ein viel milderer geworden, seitdem die durch Österreich-Ungarn bewirkte Civilisation in jene Gegenden wissenschaftlich gebildete Ärzte gebracht hat; in einigen Gebieten Rußlands liegen die Verhältnisse ähnlich. — Mit gleicher, ja mit noch größerer

Sicherheit wirkt das Chinin bei der Malariakrankheit. Die mikroskopische Entdeckung eines echten Parasiten in den menschlichen Blutkörperchen, das Studium seiner Entwickelung und die Erkenntnis, daß das Chinin für diesen Parasiten ein Gift ist, haben diese Sicherheit des Erfolges begründet. — Ähnliches leistet die Ipecacuanhawurzel bei der Ruhr; in Madras war die Sterblichkeit der Dysenteriefälle früher gewöhnlich 71‰; unter ärztlicher Behandlung mit Ipecacuanha wurde sie auf 13‰ reduziert, und in Bengalen fiel sie von 88‰ auf 28‰. —

Nicht die Arzneimittel an sich bringen den Erfolg, sondern ihre richtige Verwertung durch den wissenden Arzt.

*Freilich, nicht die Mittel an sich bringen den Erfolg, sondern nur ihre richtige Verwertung durch den Wissenden.* — Nicht der Pfeil an sich trifft ins Schwarze, sondern nur *der* Pfeil, den die kundige Meisterhand auf das Ziel richtet. — Der elektrische Strom in der Gewalt des Pfuschers kann zu furchtbarer Molekularerschütterung des ganzen Körpers und zum plötzlichen Tode führen; in der Hand des kundigen Nervenarztes wird er Lähmungszustände von Muskeln und Nerven erfolgreich bekämpfen und den Siechen oft wieder arbeitsfähig machen; selbst der vielgeschmähte Alkohol, dessen Mißbrauch ja die bekannten verheerenden Folgen hat, wird im Dienste des Arztes dem Kranken oft ein rettender Helfer.

Die Wissenschaft verfügt über reiche Hilfsquellen und zahlreiche Methoden gegenüber dem Pfuscher, der nur sein Mittel kennt.

Und über welche Fülle von Mitteln und Methoden gebietet die wissenschaftliche Medizin in jedem Einzelfalle gegenüber der Armseligkeit eines Pfuschers, der mit einem Universalmittel, auf dem er herumreitet, alle Gebrechen der Menschheit heilen will! Wenn sein Mittel von dem heruntergekommenen Kranken bei nervösem Erbrechen, bei Magenblutungen nicht vertragen wird, ja, wenn bei Lähmungszuständen im Schlunde, wie sie z. B. nach Diphtherie vorkommen, weder Arznei noch Nahrung in den Magen gelangen, was will er dann? Ja, er, der Pfuscher, ist dann mit seiner Kunst zu Ende, aber der Arzt noch lange nicht; der hat aus glänzenden wissenschaftlichen Arbeiten über die Thätigkeit der Darmzellen gelernt, die nötige Nahrung in Form von sogenannten „Nährklystieren" dem Kranken zuzuführen und ihn so über Wasser zu halten, bis er der Gefahr entronnen ist. In ähnlicher Weise wird der Kliniker bei schweren Blutungen nicht bloß ein blutstillendes Mittel einspritzen oder die Quelle der Blutung unterbinden, sondern er wird dem erschöpften Organismus, den kein Mittel retten könnte, durch Infusion (Eingießung in das Unterhautzellgewebe) physiologischer Kochsalzlösung und die hierdurch bedingte Steigerung des Blutdrucks das schon entfliehende Leben zurückholen. — Und wie soll bei Vergiftungen, bei der Vielgestaltigkeit der Erscheinungen, welche die verschiedenen so ungleichartigen Gifte hervorrufen, der Unwissende Rat wissen? Er muß den Kranken zu Grunde gehen lassen! Aber der Arzt, der das wechsel-

Die ärztliche Kunst bei Vergiftungen.

volle Spiel der Symptome zu deuten weiß, stellt den lähmenden Giften erregende und den krampferzeugenden beruhigende Mittel entgegen; er versucht, ätzende Laugen durch Säuren chemisch zu binden und so ihre Wirkung abzuschwächen; er entfernt vor allem durch die Magenpumpe, soweit möglich, das Gift aus dem Körper

Gegensatz zwischen Pfuschern und Ärzten in der Auffassung und Behandlung von Geisteskrankheiten.

Und selbst bei den Geisteskranken, bei jenen Unglücklichen, die eine frühere Zeit blinden Aberglaubens zu den Verbrechern zählte, die vom Teufel behext seien, hat die Wissenschaft unterscheiden gelehrt und festgestellt, daß durchaus nicht jede Geisteskrankheit unheilbar sei, sondern daß im Gegenteil viele Formen psychischer Erkrankung unter geeigneter ärztlicher Aufsicht und Behandlung sich zurückbilden. Freilich darf man darunter keine Behandlung verstehen, wie sie so häufig in Laienanstalten zum Entsetzen der Kranken ausgeübt wird, worüber ja durch den berüchtigten Alexianerklosterprozeß und ähnliche so manches, aber scheinbar immer noch nicht genügend Licht in die Öffentlichkeit gedrungen ist. Nicht bloß im Großbetriebe solcher Anstalten, nein, auch im Einzelfalle werden solche Kranke von Pfuschern als verhext aufgefaßt. Aber noch mehr, selbst ein Schlaganfall wird durch Teufelsaustreibung mit Hokuspokus von Wunderdoktoren behandelt! Solche Fälle sind gerichtlich erwiesen. (S. „Hexenprozeß" vor der Strafkammer in Essen 1896, s. „Bresl. Gen.-Anz. 26. XI. 1896; und ferner Gerichtsverhandlung gegen den Kurpf. Jos. Aufgebauer, Bresl. Strafk. 31. I. 1896.) Und diesen Pfuschern mit ihrer Hohlheit und ihrer Reklame stelle man das stille Walten des Arztes gegenüber, dem jeder Tag das Bewußtsein seines Könnens und Erfolge seines Wirkens bringt, der im Gegensatz zum Pfuscher den Armen meistens umsonst behandelt und so häufig als einzigen Lohn das Gefühl der Befriedigung davonträgt. Freilich wird er seine Erfolge nicht in die Welt schreien in tausend Annoncen und Danksagungen der Patienten. Er betrachtet Heilen als seine Pflicht.

Der Arzt kann auf dem Boden der Reklame den Kampf mit dem Pfuscher nicht aufnehmen.

Auf dem Boden der Reklame kann er den Kampf mit dem Betrüger nicht aufnehmen, der sicher „Heilung bei allen Krankheiten", selbst bei den „sonst unheilbaren" sogar durch briefliche Behandlung verspricht; er weiß, daß die Erfolge menschlichen Könnens begrenzt sind und daß es Erkrankungen giebt, wo er zwar lindern, aber nicht retten kann. Merkwürdigerweise herrscht fast unausrottbar der Aberglaube, daß jede Krankheit — und sei sie noch so schlimm — heilbar sei, wenn nur der richtige Arzt und das passende Heilmittel für sie gefunden sei. Daß ein ganz zerrissener Schuh nicht mehr ausbesserungsfähig ist, glaubt man dem Schuster; daß ein Gebäude zu morsch und schwammig werden kann, um noch gestützt zu werden, sieht Jeder ein, und daß so mancher Prozeß nicht geführt wird, weil er nach Ansicht der Juristen nicht zu gewinnen ist, ist eine Thatsache, die Niemand bestreiten wird. — Nur vom Arzte verlangt man als selbstverständlich, daß er jedes Leiden heilt, und hält, wenn dies nicht gelingt, ihn für den Schuldigen. — Es giebt eben leider Krankheiten, die trotz gewissenhaftester Pflege und Beobachtung nicht heilbar sind; aber ihr Kreis ist beschränkt und klein gegenüber der Zahl von Leiden, welche die ärztliche Kunst zu meistern vermag. — Klarer noch als aus der Praxis des einzelnen Arztes, deren Erfolge ja wenig in die Öffentlichkeit dringen, geht das aus der Statistik unserer großen Krankenhäuser hervor, aus denen alljährlich Hunderte und Tausende gebessert und geheilt herausgehen, die ihr Stündlein schon für gekommen erachteten. Jeder Einzelne von ihnen ist ein lebendes Zeugnis für den Wert der wissenschaftlichen Medicin, für ihre Leistungen, für ihre Segnungen.

Bedeutung der wissenschaftlichen Medicin für die Gesamtheit.

Und was diese Segnungen für den Einzelnen bedeuten, bringen sie in noch reicherem Maße für die Gesamtheit. Im Gegensatz zur Kurpfuscherei, die nur auf Füllung der eigenen Tasche bedacht ist, steht die wissenschaftliche Medicin im Dienste des ganzen Volkswohles. Ohne Ärzte ist die öffentliche Gesundheitspflege geradezu unmöglich. Das jüngste Kind der Medicin, die moderne Hygiene, die Lehre von der öffentlichen Gesundheitspflege, wurde die Führerin für die staatliche Gesundheitspolizei, deren früherer sogenannter Erfahrungsstandpunkt den neuen wissenschaftlichen Ergebnissen gegenüber unhaltbar geworden war, und die darum sorgfältig zu Papier brachte, was ihr die naturwissenschaftlich denkende Lehrerin für ihr praktisches Handeln vorschrieb.

Nicht nur sie, sondern ganz Deutschland und die meisten civilisierten Länder stehen in dieser Beziehung in tiefer Schuld bei Pettenkofer einerseits und Koch und seinen Schülern andererseits.

Hygiene der Ernährung und ihr volkswirtschaftlicher Wert für Militär, Krankenanstalten, Gefängnis-Verwaltung u. dgl.

Den genial ersonnenen und mit staunenswerter Sorgfalt ausgeführten Untersuchungen über Ernährung hat es die Menschheit zu danken, wenn man nunmehr imstande ist, eine sehr genaue Buchung im Einnahme- und Ausgabehaushalt des menschlichen Körpers aufzustellen. Die geradezu unermeßliche volkswirtschaftliche Wichtigkeit solch eines specialisierten Ernährungsetats springt in die Augen. Das Gebrauchsverhältnis der einzelnen Gattungen von Nahrungsmitteln, also der tierischen und pflanzlichen Eiweißstoffe, der Kohlehydrate, der Fette, der Salze konnte nunmehr genau bestimmt und ihr Nähreffekt an dem Körperbestande nachgewiesen werden. Die großen organisierten Gewalten in allen civilisierten Staaten nahmen zuerst von diesen wissenschaftlichen Errungenschaften Besitz, um sie in die Praxis des Lebens einzuführen. Die Reform der Soldatenbeköstigung war eine nächste Folge dieser Untersuchungen und sicherlich doch keine der unwichtigsten. Die Leiter ausgedehnter Krankenanstalten, großer Waisenanstalten, die Gründer von Volksküchen und sonstigen Verpflegungseinrichtungen, die Gefängnisverwaltungen, sie alle begannen nach und nach von den neuen Errungenschaften Vorteil zu ziehen, und wenn heutzutage in ihnen eine rationellere Ernährung endlich Platz gegriffen hat, so verdanken sie und Staat und Kommunen diesen schwerwiegenden Fortschritt strengwissenschaftlichen medicinischen Methoden, die geschaffen wurden, um sie auf die Praxis des Lebens segensreich zu übertragen. —

Und das Gleiche, wie für diese Hygiene der Ernährung, — die also, wie wir sehen, durchaus nicht dem Hirn reklamebedürftiger „Natur- und Wasserheilkünster" entsprungen, sondern dem Boden wissenschaftlicher Schulmedicin entwachsen ist — gilt in vielleicht noch höherem Maße für die Verhütung und Bekämpfung der Krankheiten. —

Bedeutung der bakteriologischen Forschung und der modernen Hygiene für die Verhütung und Bekämpfung von Krankheiten und Volksseuchen.

Daß ungünstige Lebensbedingungen, schlechte Nahrung, schlechte Wohnung und das dichtgedrängte Zusammenwohnen von Menschen gesundheitsschädlich sei, während umgekehrt Sauberkeit, Licht und Luft, genügende und gesunde Nahrung zur Erhaltung des Lebens außerordentlich viel beitragen, das wußten die Völker zu allen Zeiten, und das ist keine Entdeckung der Herren Kneipp, Bilz und wie sie Alle heißen. Aber die zur Verhütung schlechter und zur Schaffung günstiger Lebensbedingungen unerläßlichen Methoden kannte eine frühere Zeit nicht. Der unklaren Vorstellung, die man früher von den Ursachen und dem Wesen der Krankheiten und insbesondere der epidemischen Krankheiten hatte, entsprachen die unsicher vorgenommenen Schutz- und Abwehrmaßregeln. Das hat sich erst durch die unumstößlichen Forschungsergebnisse der neueren Bakteriologie gründlich geändert. — Die moderne öffentliche Gesundheitspflege hat schon einige glänzende Proben ihrer Leistungsfähigkeit abgelegt; es sei nur an die merkwürdigen Verschiedenheiten erinnert, welche bei der letzten furchtbaren Choleraepidemie in Hamburg zu Tage getreten sind. Das eng an den Hamburger Choleraherd angeschlossene Altona blieb verhältnismäßig von den verheerenden Wirkungen des Choleraerregers frei, weil hier in Altona eine Hauptverbreitungsquelle jener Krankheitsursache verstopft war, die in Hamburg nur allzu wirksam sich bemerkbar machte. Hamburg hatte seine unglückselige Wasserleitung, welche den Krankheitskeim überallhin mitverbreitete, Altona dagegen nicht. Aber über Hamburg hinaus verbreitete sich der Krankheitserreger überhaupt nicht in nennenswertem Maße. — Und wie in diesem Falle gelingt es auch in anderen, furchtbare Krankheiten, die in früheren Zeiten

Glänzende Proben der Leistungsfähigkeit der modernen öffentlichen Gesundheitspflege.

Cholera-Epidemie in Hamburg.

als Volksseuchen unendliches Elend anrichteten, in ihrer Ausdehnung zu hemmen, ja sogar auf ihren Herd zu beschränken. Man denke nur an die jüngsten Pestfälle in Wien, die ganz Europa in Schrecken und Furcht versetzten, aber nur drei bedauernswerte Opfer forderten.

Wert der Isolierung und Desinfektion.

Desgleichen sind z. B. in den Generalberichten über das öffentliche Gesundheitswesen des Regierungsbezirks Köln (von 1880—1895) zahlreiche Einzelfälle von Cholera, Pocken, Typhus, Scharlach, Diphtheritis angeführt, in denen es den behandelnden Ärzten auch unter ungünstigen Verhältnissen ohne polizeiliches Einschreiten gelang, dem Entstehen einer Epidemie durch rechtzeitige Isolierung und Desinfektion, kurz durch Maßnahmen vorzubeugen, welche die Forschungsergebnisse der modernen Bakteriologie uns an die Hand gegeben haben.

Aus dieser Kunst heraus erklärt sich die hohe staatserhaltende Bedeutung der Hygiene, die, auf dem Boden der wissenschaftlichen Heilkunde erwachsen, mit ihr in dauernder Wechselwirkung steht; und während der Heilkünstler froh ist, wenn es ihm nur glückte, durch ein Mittel oder eine Methode, die er ärztlichen Büchern entnommen, einmal zufällig das gefährdete Lebensschifflein eines Einzelnen heil durch die Klippen und Untiefen des Krankheitsverlaufes hindurchzulenken, steuert die wissenschaftliche Medicin auf die größtmögliche Verhütung ganzer Krankheitsgruppen und die Besserung der Gesundheitsverhältnisse für Millionen Menschen hin. Den Wasserbauingenieuren so gut wie den Baumeistern für Schulhäuser, Gefängnisse und Kasernen guckt die moderne Wissenschaft von der vernunftgemäßen Gesundheitspflege über die Schultern und kontroliert auf das genaueste jeden einzelnen Riß.

Sinken der Sterblichkeit durch Erfolge der Medicin.

Wie viel durch die wissenschaftliche Medicin durch Verbesserung der für Leben und Gesundheit in Betracht kommenden Faktoren und vor allem durch die richtige Erkenntnis der Krankheitsursachen, auf der allein auch die Möglichkeit einer zielbewußten Bekämpfung beruht, für das Volkswohl geleistet ist, geht schon zur Genüge aus der Thatsache hervor, daß die „Sterblichkeit dauernd dort sinkt", d. h. daß die Zahl der Sterbefälle in jedem Jahre im Verhältnis zur Zahl der Bevölkerung dauernd dort abnimmt, wo durch machtvolles Eintreten des Staates die Errungenschaften wissenschaftlicher Forschungen genügend zur Geltung kommen und praktische Folgen haben. So z. B. entfielen im Deutschen Reiche 1896 auf je 1000 Einwohner nur 22,07 Sterbefälle gegen 24,59 im Durchschnitt des letzten Jahrzehnts; in gleicher Weise weist die Sterblichkeit in Preußen in den letzten Jahrzehnten eine wesentliche und andauernde Verminderung auf; während sie in den einzelnen Jahrzehnten von 1816—1875 sich durchschnittlich zwischen 30,50‰ und 28,30‰ bewegte, ging sie in letzter Zeit auf 23,10‰ herunter. Kruse beweist an der Hand der Veröffentlichungen des Kgl. Preuß. Statist. Bureaus und des Kaiserl. Deutsch. Statist. Amtes, sowie des Reichsgesundheitsamtes, daß die vornehmste Ursache dieser Besserung auf dem Zurückgehen der meisten Infektionskrankheiten beruht; es haben nämlich, wenn wir die Statistik betrachten, gerade die Infektionskrankheiten: Typhus, Flecktyphus, Rückfallfieber, Malaria, Cholera, Ruhr, Blattern, Scharlach, Wundkrankheiten, Kindbettfieber, Hundswut an Bedeutung eingebüßt, und die Diphtherie hat zwar bis 1894 keine günstige Beeinflussung ihres Verlaufs erkennen lassen, aber seit allgemeiner Einführung der Serumtherapie eine sehr beträchtliche. — Und nicht nur in Deutschland, sondern in fast allen civilisierten Ländern Europas hat die Sterblichkeit eine Verminderung erfahren, und in allen diesen ist der Rückgang der Infektionskrankheiten als Ursache hierfür konstatiert. — Die Anschauung, daß die Menschen früher im Durchschnitt ein höheres Alter erreicht hätten, ist — wie die Engländerin Alice Glenesk in einer interessanten Statistik vor einiger Zeit gezeigt hat — grundfalsch. Auf Grund der in dem Jahrzehnte von 1887—1896 in der „Morning Post" angezeigten Todesfälle hat sie ausgerechnet, daß von 76892 Toten nicht weniger als 10806 ein Alter von 80 Jahren und darüber erreicht haben, d. h. im ganzen 14,50%. — Man erkennt daher, daß sogar das, was durch die gewaltsame Verkürzung der natürlichen Zeit des Wachstums und durch die starke Beanspruchung unserer Nerven heutzutage gesündigt wird, durch die ungleich günstigeren Einrichtungen der Personal- und Sozialhygiene, die ärztlicher Wissenschaft ihren Ursprung verdanken, hinreichend wieder ausgeglichen wird.

Höheres Lebensalter durch die Erfolge der öffentlichen Gesundheitspflege.

Und das ist kein Wunder! Beginnt doch diese Fürsorge der wissenschaftlichen Gesundheitspflege schon für den jungen Weltbürger gleich nach der Geburt.

Rückgang der Erblindungen durch Behandlung der Augenentzündung der Neugeborenen.

Die Verwertung der Thatsache, daß die größte Zahl aller Erblindungen durch sogenannte Blennorrhoea neonatorum, Augenentzündung der Neugeborenen, bedingt ist, und die Entdeckung der Natur des betreffenden Krankheitserregers und der Methoden seiner Bekämpfung haben an vielen Orten zu polizeilichen Vorschriften für die Hebeammen geführt, die bereits in erheblichem Maße zur Verminderung der Erblindungen beigetragen haben; bei der letzten Volkszählung kamen in Preußen auf 100000 Menschen nur noch 65 Blinde, in Berlin im ganzen auf die Bevölkerung 544 Blinde, gegenüber ungleich höheren

Zahlen früherer Zeiten. In den Verhandlungen des Blindenlehrerkongresses (Juli 1898) wurde betont, daß diese Statistik noch eine viel bessere wäre, und daß in der weitaus größten Mehrzahl der Fälle der Erblindung vorgebeugt werden könnte, wenn die so häufig kurpfuschenden Hebammen staatlich unter Strafandrohung verpflichtet würden, sobald als sie eine derartige Augenentzündung bei dem Kinde entdecken, einen tüchtigen Arzt herbeizuziehen.

Minderung der Kindersterblichkeit durch die Ergebnisse wissenschaftlicher Forschung.

Aber nicht nur für das Auge des Kindes, sondern für das ganze Gedeihen des Kindes entfaltet sofort die Wissenschaft ihre Wirksamkeit, indem sie die Ergebnisse theoretischer Forschung in weitestem Umfange in die praktische Technik einführte. — Die sichere Erkenntnis, daß so viele Säuglinge durch Ernährungsstörungen frühzeitig zu Grunde gehen, welche allein in dem Vorhandensein „pathogener Bakterien" (krankheitserregender Spaltpilze) in der Kuhmilch ihre Ursache finden, hat zur Abtötung dieser Krankheitserreger durch den bekannten Soxleth-apparat geführt und durch allgemeinere Anwendung dieses Apparates oder wenigstens der entsprechenden Principien so manches Kind vor dem Untergange gerettet und seinen Angehörigen und der Allgemeinheit erhalten.

Spaltpilze die Verbreiter der Infektionskrankheiten.

Robert Koch und seine Schüler.

Spaltpilze, Bakterien, sind es, welche den Menschen auf seinem ganzen Lebenswege bedrohen. Daß sie die gefährlichen Verbreiter aller Infektionskrankheiten wie Typhus, Cholera, Diphtheritis, Wochenbettfieber, Tuberkulose u. s. w. sind, daß sie, in den Organismus eingedrungen, Gifte bilden, welche, dem Schlangengift vergleichbar, den Körper zu zerstören trachten, und daß somit die „einzig naturgemäße Heilweise" die sein muß, welche sich darauf richtet, einerseits die chemische Wirkung dieser Gifte aufzuheben und andererseits überhaupt den Körper gegen sie widerstandsfähig zu machen, das alles haben erst die bahnbrechenden Arbeiten Robert Koch's und seiner Schule uns gelehrt. Durch seine Unverdrossenheit in der Aufspürung und Entwickelung der besten Forschungsmethoden, durch eine Reihe folgenschwerster Entdeckungen auf dem Gebiete der Lehren von den Ursachen der verheerenden Tier- und Menschenseuchen hat er sich ein dauerndes Denkmal gesetzt. Wenn auch manche seiner Hoffnungen zerstört, manche seiner Verheißungen nicht in Erfüllung gegangen sind — Entdeckungen wie die des Tuberkelbacillus, des Cholerabacillus, des Pestbacillus bleiben unvergängliche Zeugnisse eines durchdringenden naturwissenschaftlichen Forschergeistes, die zugleich von unendlichem, praktischem Werte für die Allgemeinheit geworden sind.

Es muß auf das entschiedenste betont werden, daß Koch's segensvolle

Wirksamkeit durchaus nicht erst seit der Einführung der Tuberkulinbehandlung datiert, deren ungenügende Erfolge natürlich mit Heißhunger von den Gegnern medicinischer Wissenschaft aufgenommen wurden, um sie in entstellender Weise zum Kampf gegen die Ärzte zu verwenden. — Aber selbst hierin ist dieser Kampf ein ungerechter; denn wenn es zunächst auch nicht gelungen ist, durch Tuberkulin-Einspritzung Tuberkulöse zu heilen, so trägt doch selbst dieses so viel geschmähte Mittel indirekt unendlich viel zur Bekämpfung der Tuberkulose bei. Haben wir doch im Tuberkulin ein fast nie versagendes und gefahrloses Hilfsmittel für die im Beginn der Affektion sonst so schwer zu stellende Diagnose der Tuberkulose beim Rindvieh, was auf dem internationalen Congresse der Veterinär-Ärzte in Bern vor nicht langer Zeit wieder bestätigt worden ist. Und das ist von ungeheurer volksgesundheitlicher Bedeutung; denn z. B. wurden in Preußen im Jahre 1893 von 695852 Stück geschlachteten Viehes 62312, d. h. also 9% als tuberkulös erkannt, in Berlin selbst sogar 15%; in Sachsen waren in demselben Jahre 18¼%, ähnlich in Kopenhagen in Dänemark 17% mit Tuberkulose behaftet. — Das Tuberkulin giebt die Möglichkeit, lebendes tuberkulöses Vieh auszuschalten und so auch das weitere Eindringen tuberkulöser Tiere aus dem Auslande zu hinderu. —

Bedeutung der Serum-Therapie.

Ist nun auch vorläufig der Wunsch, in dem Tuberkulin ein sicheres Heilmittel für die Tuberkulose zu finden, unerfüllt geblieben, so hat doch dieses Bestreben auf einen neuen Weg der „Serum-Therapie" geführt, die bei andern Infektionskrankheiten, in erster Stelle Diphtherie und Pest, glänzende Erfolge aufzuweisen hat. Die durch die Wissenschaft gefundenen Thatsachen, daß einerseits die eingedrungenen Infektionskeime durch ihre Vegetation chemische Körper von bestimmten schädlichen Eigenschaften bilden, (man denke zum Vergleich an den Pilz des Mutterkorns, der das giftige Ergotin, oder an den Gährungspilz, der Alkohol erzeugt) und daß andrerseits gewissen Zellgruppen des tierischen Körpers bakterientötende Eigenschaften zukommen, die sich durch bestimmte Maßnahmen erhöhen lassen (ähnlich wie sich ein Muskel durch Uebung an stärkere Leistungsfähigkeit gewöhnt). — diese Thatsachen verlangen als logische Folgerung, daß man dem Körper künstlich durch Injektion diejenigen Stoffe in erhöhtem Maße zuführt, die er so wie so im Verlauf der Krankheit zu bilden trachtet und durch die er, wenn sie in genügender Menge vorhanden sind, den Sieg, d. h. die Heilung davonträgt. Also auch in diesem Falle ist nur aus gewissenhaftester Beobachtung natürlicher Vorgänge die Heilmethode hergeleitet, sie ist die richtige Naturheilmethode. Es würde zu weit führen, die glänzenden Erfolge der Serum-Therapie bei der Diphtherie-Behandlung hier eingehender anzuführen. Die Zahlen des Reichsgesundheitsamtes und ähnlicher Behörden geben dafür den klarsten Beweis. Es sei nur hervorgehoben, daß aus leicht erklärlichen Gründen die Methode um so günstiger und überhaupt nur dann wirken wird, wenn man sie früh anwendet, und daß sie am ersten Tage der Infektion angewandt, 99% Heilungen ergiebt. Der Wert des Heil-Serums für die Behandlung Erkrankter wird durch seine Eigenschaft, auch Erkrankungen durch vorherige „Schutzimpfung" vorzubeugen, noch wesentlich erhöht. Hierbei handelt es sich um einen sehr zusammengesetzten Vorgang, der freilich in der Vaccine, in der Pocken-Impfung eine Art von typischem Vorbilde findet. — Gegenüber den ungeheuerlichen Verdächtigungen der Impfgegner muß auf den unendlichen Segen eingehend hingewiesen werden, den die Schutzimpfung der Bevölkerung bringt. Nichts wird das klarer zeigen, als die statistisch feststehende Thatsache, daß im Gegensatz zu den vielen Tausenden, die vor Einführung des Impfzwanges durch die Pocken bei jeder Epidemie dahingerafft wurden, nach amtlicher Mitteilung in den letzten 5 Jahren zusammen auf je eine Million Menschen nur 5 Todesfälle durch Pocken und in einem Jahre (1896) auf die Gesamtbevölkerung Deutschlands überhaupt nur 10 Todesfälle, d. h. auf eine Million nur 0,19 entfallen sind. Die Mehrzahl derselben gehörten Grenzbezirken an, in denen durch den Verkehr mit Rußland und Österreich eine vermehrte Gelegenheit zur Ansteckung gegegeben war, und wenn bei jenen Einschleppungen keine weitere Verbreitung stattgefunden hat, so verdanken wir diesen Schutz lediglich den Wirkungen unseres gut durchgeführten Impfgesetzes. Bekanntlich blieb auch in dem großen Kriege 1870/71 das geimpfte deutsche Heer, welches die französischen Quartiere, in denen Pockenkranke gelegen hatten, bezog, fast ganz verschont, während in Frankreich über 20000 Menschen an den Pocken erkrankten. — Bei einer Pocken-Epidemie in Warrington (England) im Jahre 1892/93 erkrankten von 272 geimpften Kindern, die in inficirten Häusern sich aufhielten, kein einziges, hingegen von 30 nicht geimpften Kindern in einem Hause erkrankten 15. — Ähnlich glänzende Erfolge lieferte in letzter Zeit die Schutzimpfung gegen die Pest in Indien. Haffkine berichtet, daß bei einer schweren Pest-Epidemie in Nieder-Damaun (Portugiesisch Indien) von 6053 Ungeimpften 1482 = 24,6%, dagegen von 2197 Geimpften nur 36 = 1,6% starben. — Nicht bloß beim Menschen, sondern auch beim Tiere bietet die Schutz-Impfung geradezu glänzende Resultate: Auf Grund amtlicher Berichte über die 1895—1896 in Ungarn durchgeführten Schutz-Impfungen

Krankheits-Verhütung durch Heil-Serum.

Pocken-Impfung.

Widerlegung der Impfgegner durch zahlenmäßige Beweise.

Erfolg der Schutzimpfung bei Tieren und volkswirtschaftlicher Wert derselben.

gegen Milzbrand gingen von 6144 geimpften Pferden nur 7 = 0,1% und von 108,999 geimpften Rindern nur 41 = 0,04% zu Grunde. Hingegen fielen im Königreich Sachsen nach amtlichem Bericht im Jahre 1896 von 283 erkrankten ungeimpften Rindern 187 = 66%. — Daß so durch die Errungenschaften der Medicin viele Millionen Mark dem National-Vermögen erhalten werden, ergiebt die Berechnung ebenso klar, als die, für die Pocken-Schutzimpfung genannten Zahlen die unendlich segensreiche Wirkung der Jenner'schen Entdeckung für die ganze Menschheit darthun. — Freilich kommt man zu ganz anderen Resultaten, wenn man die statistischen Zahlen verdreht und wenn gar ein Statistiker als Impfgegner das ihm überwiesene Material verwertet. So hat der bekannte Impfgegner Keller, wie ihm Körösi[1]) durch äußerst genaue Nachuntersuchung nachgewiesen hat, gelegentlich einer Enquête die Originalangaben der ihm unterstellten Bahnärzte in gewisser Richtung verändert und ist so zu impffeindlichen Resultaten gekommen, während die ihm vorgelegten Berichte eine glänzende Rechtfertigung des Impfschutzes ergaben. Aber nicht genug damit! Die Bestrebungen solcher Impfgegner finden leider Unterstützung in den Kreisen sogenannter „Naturärzte", die nicht bloß mit scheinbar wissenschaftlichen Gründen gegen den Nutzen der Impfung zu Felde ziehen, sondern direkt frevelhafter Weise den Impfschutz der Bevölkerung durch Scheinimpfungen lahm zu legen suchen, welche — weil mit künstlich unwirksam gemachtem Impfstoff ausgeführt — keine Reaktion an der Impfstelle hervorbringen. Die Kinder werden nachher als „mit Erfolg geimpft" in die Listen eingetragen. — An manchen Orten, wie z. B. in Hamburg und Altona, ist dieses Vorgehen der Herren Naturärzte aufgedeckt worden, weil sie bei der heutigen Verhetzung der Massen gegen den gesetzlichen Impfzwang großen Zulauf fanden, und man an dem Mangel der Impfnarben das Verfahren erkennen konnte. Solche Fälle sind gerichtlich festgestellt und z. B. der Naturarzt Gans in Hamburg und H. C. Schmidt in Altona zu 2 Monaten Gefängnis wegen dieses Schwindels verurtheilt worden.[2]) Solche Leute mit solchen „Geschäftskniffen" spielen sich dann in großen Volksversammlungen als Märtyrer auf und finden leider bei einer kritiklosen Menge für ihre Reden gegen die Impfung reichen Beifall. —

Statistik der Impfgegner.

Scheinimpfung durch Naturärzte.

Daß heutzutage seit der allgemeinen Einführung der Kälber-

[1]) s. J. Körösi: Deutsch. Viertelj.-Schr. f. öffentl. Gesundh.-Pflege 1896: „Die Pocken-Statistik der Österreichischen Staatsbahngesellschaft."

[2]) über „Impfschutz und Variolavaccine" v. Dr. L. Vogt. Deutsch. med. Wochensch. 1898 Nr. 32 S. 512ff.

lymphe eine Uebertragung der Syphilis durch die Impfung zur Unmöglichkeit geworden und daß, dank den staatlich getroffenen Vorsichtsmaßregeln — welche eine Abgabe der Lymphe seitens der Lymphebereitungsinstitute überhaupt erst nach genauer Untersuchung des getöteten Tieres zulassen und so eine absolute Unschädlichkeit der Lymphe verbürgen — auch die Möglichkeit einer Uebertragung der Perlsucht (Tuberkulose) gleich Null geworden ist, das erwähnen diese Herren natürlich nicht. Im Gegenteil, obwohl ihnen das bekannt ist, hetzen sie durch ungeheuerliche Uebertreibung der Impffolgen, durch Herumgeben von Schriften und Abbildungen, die eigens für dieses „Geschäft" hergestellt sind, das ängstliche Publikum in ganz gemeingefährlicher Weise auf und entblöden sich nicht, auch alle folgenden Erkrankungen und selbst diejenigen, welche an und für sich schon vor der Impfung bestanden haben, auf diese zurückzuführen. Merkwürdiger Weise sind es gerade die Sozialdemokraten, die gegen die Impfung auftreten und das Recht des Individuums gegenüber dem staatlichen Zwange betonen. Darüber beklagt sich nicht etwa ein „bourgeois", sondern einer der Vorkämpfer der Sozialdemokratie, der „Genosse" Zadek[1]), der darauf hinweist, daß gerade die Impfung, die bei Allen — Reich und Arm — vorgenommen wird, ein eminent sozialistischer Gedanke sei: Jeder Einzelne müsse Opfer bringen im Interesse des allgemeinen Wohles! — Zadek selbst behauptet, daß in der Zugehörigkeit so vieler Impfgegner und Naturheilkünstler zur sozialistischen Partei „der letzte und mächtigste Gruud für den Zulauf liege, welchen diese Prediger der Naturheilkunde gerade aus sozialdemokratischen Kreisen finden." — Aber da dieser Zulauf nicht bloß aus Arbeiterkreisen, sondern aus allen Klassen der Bevölkerung stattfindet, so müssen dafür noch andere Gründe maßgebend sein. — Als schwerwiegendster erscheint der, daß in gesundheitlichen Fragen die Kritik, selbst der Gebildeten, oft gleich Null ist, daß das Publikum leider noch immer an die betrügerischen Versprechungen der Naturheilkünstler und sonstiger Kurpfuscher, die mit unglaublicher Reklame arbeiten, ohne Nachdenken glaubt, und daß selbst maßgebende Kreise leider noch immer nicht eine rechte Vorstellung davon haben, welche Gefahren — im Gegensatz zu den Segnungen der wissenschaftlichen Medicin, die in Vorstehendem erläutert wurden — das immer üppigere Emporwuchern der Kurpfuscherei in Deutschland heraufbeschwört.

* * *

---

[1]) s. Referat über „Sozialdemokratie und Naturheilkunde" von I. Zadek in der Deutsch. med. Presse 1899 Nr. 1.

**Kurpfuscher sind alle Personen, welche ohne ärztliche Vorbildung mit der Heilung von Kranken gewerbsmäßig sich abgeben.** — Kurpfuscher hat es zu allen Zeiten gegeben. Der Hang zm Mystischen, der in vielen Menschen so mächtig ist, hat ihnen immer Leichtgläubige zugeführt. Aber die Annahme, daß sie durch Aufhebung des Kurpfuscherei-Verbotes, dem geheimnisvollen Dunkel entrückt, weniger Zugkraft besitzen würden, hat sich leider als sehr irrig herausgestellt. **Ihre Zahl ist dauernd gewachsen:** Nach amtlichen Berichten sind bereits im Jahre 1894 allein für Bayern[1]) 1168 Kurpfuscher ermittelt, für Sachsen[2]) nach der letzten Zählung 703; in Berlin giebt es nach dem Berichte des Medicinal-Assessors **Springfeld** 476 Pfuscher, **und gegenüber einer Vermehrung der Bevölkerung um 61% (seit 1879) hat sich das Pfuschertum um 1600% vermehrt!** Und dabei ist außer Acht gelassen, daß in gleicher Zeit die Kurpfuscherei unter Apothekern, Droguisten, Hebammen und geprüften Heilgehilfen erschreckend zugenommen hat, da bei behördlicher Revision der Drogisten der Nachweis der Rezeptur in 50% aller Geschäfte gelang. **Noch schwerer als diese Zahlen aber wiegen die durch** Enquêten organisierter Vereine in Pommern und in Breslau ermittelten Fälle von 60 bezw. 68 **Gesundheitsschädigungen in kurzer Zeit**; ja, die in diesem Jahre auf ministerielle Veranlassung eingeleitete Enquête hat z. B. für Breslau allein 98 schwere Gesundheitsschädigungen durch kurpfuscherische Behandlung ergeben, darunter Erblindung, Verstümmelungen und 17 Fälle von fahrlässiger Tötung.

Moralische Minderwertigkeit der Kurpfuscher.

Über diese darf man sich freilich nicht wundern, wenn wir **Vorleben und Vorbildung der Kurpfuscher** ins Auge fassen; sind es doch, wie die genannten Enqueten ergeben haben, zum großen Teil **katilinarische Existenzen, die wegen Diebstahls, Unterschlagung, Betruges** u. dgl. **bereits vorbestraft sind** — in Berlin 29%! — und nachdem sie es in ihrem eigentlichen Berufe zu nichts bringen konnten, auf die Leichtgläubigkeit des Publikums spekulieren, um ihre verkrachte Existenz wieder aufzubauen. Im gleichen Verhältnis zu dieser moralischen Minderwertigkeit steht ihre Vorbildung. Man müßte, um ihre ursprünglichen Berufsarten aufzuzählen, ganze Teile des Adreßbuches abschreiben, vom Abdecker, Agenten, Bader bis zum Schäfer, Uhrmacher und sogar geisteskranken Volksschullehrer.

Geringer Bildungsgrad der Kurpfuscher.

**Von den männlichen Pfuschern gehören 60% dem Arbeiter-**

[1]) Bericht des Kgl. Bayer. Medicinal-Ausschusses; s. Münch. med. Woch. 1895 Nr. 35 S. 871.

[2]) s. 27. Jahresbericht des Sächs. Landes-Medic.-Kollegiums.

und Handwerkerstande an, von den weiblichen sind 58% Dienstmädchen! Und solche Vorbildung soll sie befähigen, über Gesundheit und Leben ihrer Mitmenschen zu entscheiden. Freilich haben zu allen Zeiten manchmal Menschen niedren Standes durch eigene Thatkraft und zähes Streben sich eine Summe von Wissen und Bildung angeeignet, durch welche sie zu höheren Berufen emporzusteigen berechtigt waren. Aber der modernen Kurpfuscher kennt solches Streben nicht! Was kommt es ihm auf die Thränen an, die unglückliche Opfer seiner Behandlung vergießen, was auf die vielen Gesundheitsschädigungen, die er anrichtet. Er will möglichst schnell und möglichst viel Geld; Vorbildung für die Ausübung der Heilkunde ist ihm höchst nebensächlich. —

Mangelnde Vorbildung gerichtlich erwiesen.

Klares Licht auf diese Zustände wirft ein Prozeß gegen den Kurpfuscher Zoellner in Heinewalde (18. Juli 1896 I. Strafk. Landger. Bautzen) wegen fahrlässiger Körperverletzung, der ein an Verletzung der Halswirbelsäule leidendes Kind gründlich verpfuscht hatte. Von dem Umfange seiner anatomischen Kenntnisse gab er dem Gerichtshofe ein deutliches Bild dadurch, daß er auf die Frage des Vorsitzenden, ob er einmal etwas von der Wirbelsäule gehört habe, sagte: „Nee, zeitlebens niche!" — Und dieser Kurpfuscher war sogar bei einer Krankenkasse angestellt!!! — Solchen Leuten giebt man Hunderte preis und ihnen erlaubt man die Behandlung aller Krankheiten. —

Wenn jemand eine Gastwirtschaft eröffnen will, muß das Bedürfnis nachgewiesen werden; der Hausierer und Gewerbetreibende ist verschiedenen Beschränkungen unterworfen; der Kurpfuscher dagegen ist vollkommen frei von jeder polizeilichen Maßregel. Und darum gerade haben sich auch bezüglich der Art und Weise, wie er Heilkunde ausübt, die Verhältnisse gegen früher sehr geändert: Einrenker und Streicher hat es ja zu allen Zeiten gegeben; aber seit Erlaß des Gewerbegesetzes von 1869 haben sich auf allen medicinischen Gebieten kurpfuschende Heilkünstler „etabliert". Sie beschäftigen sich so gut mit Lungen-, Leber und Nierenleiden, wie mit Augen- und Ohrenkrankheiten, mit Nerven- und Rückenmarksleiden ebenso wie mit Frauen- und Geschlechtskrankheiten; sie behandeln eben heutzutage Alles, von der einfachen Quetschung bis zur Diphterie!

Naturheilverfahren.

So verschiedenartig als die Gebiete, auf denen sie sich tummeln, sind auch die Methoden, die sie anwenden; aber bei weitem im Vordergrunde hängt hierbei als Aushängeschild ihres Geschäftsbetriebes das sogenannte Naturheilverfahren, über welches leider im Publikum die irrigsten Vorstellungen verbreitet sind.

Es muß auf das Bestimmteste betont werden, daß die wissenschaftliche Medicin nicht im Entferntesten gegen die Methode der Wasserbehandlung, Diät u. s. w. ankämpft, und dies um so weniger, als jeder nur halbwegs verständige Arzt sie tausendfach anwendet. —

Diese „Naturheilmethode" ist durchaus nichts Neues und vor allem keine Erfindung der Herren Kneipp, Bilz und Kuhne. — Die Diätetik, die Wasser- und Bewegungstherapie sind schon von der alten Hippokratischen Schule besonders hochgeschätzt worden. Schon der römische Kaiser Augustus wurde von dem damals berühmten Arzte Musa mit einer Kaltwasserkur behandelt. Auch die angeblich neue Heilgymnastik und Massage ist schon in grauer Vorzeit bei den Chinesen von Chi-Sung-Tsu an seinem Kaiser angewendet und in den Schriften des Tamo[1]) eingehend beschrieben worden. — Selbst die Grundlagen der Homöopathie Hanemann's sind, wie Virchow's Lehrer Schulz nachwies, auf Paracelsus zurückzuführen.

Schon im 14. Jahrhundert bestand in Marseille eine besondere Schule für Kaltwasser-Behandlung. — Dr. Hahn erwarb sich bereits 1737 bei Gelegenheit einer Typhus-Epidemie durch sie große Verdienste. — Auch derjenige, welcher auf die wohlthätige Wirkung der „Freiluftkur" bei Lungenkranken hinwies, Dr. Brehmer, war ein praktischer Arzt. — Und man sehe sich doch einmal heutzutage die ärztlichen Fachzeitschriften an, ob man nicht darin Aufsätze wie: „40 Jahre Hydrotherapie", „über die Verhütung des vorzeitigen Alters", „über die Verwendung des heißen Sandes zu therapeutischen Zwecken", „über Heißluftbehandlung" u. dgl. mehr findet. — Längst schon benützt fast jeder praktische Arzt zur Wärmeentziehung, zur Schweißentwickelung, zur Abhärtung, zur Hebung des Appetits und der Blutbildung Teil- und Ganzpackungen, Abreibungen, feuchte Umschläge und Bäder aller Art, und verordnet bei gewissen Erkrankungen vegetabilische Ernährung. — Das wird natürlich durch Ausbeuter der Naturheillehre weise verschwiegen, um den praktischen Arzt als Giftmischer und Vivisektor hinstellen zu können. —

Kampf der Ärzte nur gegen die reklamehafte Ausbeutung mittels des Naturheilverfahrens.

Also nicht die Methode als solche wird von der wissenschaftlichen Medizin bekämpft, sondern nur die geschäftsmäßige Reklame, die kritiklose Anwendung, und die Ausübung der Methode durch solch ungebildete Leute, wie sie vorstehend geschildert sind. — „Nicht die Ärzte sind es, die heute auf ein System eingeschworen sind, sondern jene

[1]) s. Ferenczy: Zur Heilgymnastik der Chinesen: Deutsch. med. Wochenschr. 1898 Nr. 21 S. 337 ff.

Apostel des Naturheilglaubens, die auf ihre alleinselig-machende wässrige Doktrin verpflichtet sind." (Zadek.)

Wie läßt sich denn überhaupt eine Grenze zwischen „diätetischer" und spezifisch medikamentöser Therapie ziehen? Wenn der sogenannte Naturarzt einem bleichsüchtigen Mädchen den Genuß von viel Salat, Spinat und anderen stark eisenhaltigen Vegetabilien verschreibt, was thut er denn anderes, als daß er ihr Eisen in leicht assimilierbarer Form verordnet? Und welche Lächerlichkeit liegt darin, daß die sogenannten „Lehrbücher der Naturheilkunde" als Bandwurmmittel die Kürbiskerne preisen, aber Extract. fil. maris, d. h. den Extrakt der Farn-Wurzel energisch verwerfen und daß sie der Berufsmedicin die Vergiftung des Körpers mit Medikamenten vorwerfen! Als ob die chemische Analyse (Untersuchung) nicht gelehrt hätte, daß zum Aufbau des gesunden menschlichen Körpers eine ganze Menge sogenannter Gifte nötig ist, wie Eisen, Phosphor, Jod, Schwefel u. s. w.! Man sehe sich diese Lehrbücher und Lehren der Naturheilkünstler und sonstiger Kurpfuscher an, mit ihrer eigenartigen Auffassung und „Forschung in der Natur"; z. B. die Lehren des Herrn Pastor Felke: „Will jemand wissen, ob er einen gesunden oder kranken Magen hat, der genieße eine Portion Nüsse; dann kommt Leben in den sonst schlaffen Magen. Hierdurch reiben sich die Wände, wenn sie schwach und wund sind, an den Nüssen, was aber weiter nicht gefährlich ist(!)" Durch diese Reibung entstehen dann „Magenschmerzen". Und so kann man den Magen auf seine Funktion prüfen. — „Wichtig ist auch, daß wir Obst, Beeren, Trauben, nur dann essen sollen, wenn diese Früchte noch nicht reif sind. Anstatt dem Samen der Früchte das Beste zukommen zu lassen, müssen wir es für uns nehmen. Viele Leute bekommen freilich Durchfall von unreifem Obst, aber das sind kranke, mit „Fremdstoffen" belastete Menschen, deren „schlechte Säfte" durch den Obstgenuß in Bewegung kommen!"

Und weiter schreibt er: „Hämorrhoiden, Unterleibsgeschwüre quälen und peinigen zwar den Patienten, aber niemand ahnt, daß Hämorrhoiden eine der größten Wohlthaten für die leidende Menschheit sind"; denn sie sind nach seiner Ansicht „die künstlich gebildeten Ausgangspforten des Körpers für die Reste von unverdauten Speisen, die sich im Körper festgesetzt haben." — Jeder Hautausschlag ist nach Herrn Pfarrer Felke „etwa keine Schmarotzerkrankheit", sondern „eine Heilbestrebung der Natur"; anstatt sich zu ängstigen, begrüße man jeden Hautausschlag mit dreifachem Halleluja!" — So bilden seine Lehren ein würdiges

Irrlehren Kneipp'schen Schule.

Gegenstück zu denen des würdigen[1]) Herrn Prälatus Kneipp: Ob ein

[1]) jetzt verstorbenen

Patient nervös oder nicht, blutarm oder vollblütig, mager oder wohlgenährt, ob er an Gicht oder Lungenschwindsucht, an einem Herzfehler, Rückenmarkleiden, Lupus oder Syphilis leidet — „Alle erhalten Güsse verordnet.“ — Dem Augenkranken, leide er nun an einer Hornhaut-Trübung, Sehnervenschwund, an grauem, grünem oder schwarzen Staar, giebt er Augengüsse, Schenkelgüsse, Rücken- und Kniegüsse und erklärt durch diese, sowie durch das „Einstreuen von Zucker in die Augen“(!) das Sehvermögen sicher wiederherstellen zu können, obwohl regelmäßig hierdurch heftigste Reizung der Augen erzeugt wird. —

Den Lupus- (Haut-Tuberkulose-)Kranken verordnet er seine üblichen Güsse und streicht er Essig und „Lehm-Erde“ in die eitrigen Geschwüre und will damit diese so schwer zu heilende Krankheit sicher heilen. — Wie kam Pfarrer Kneipp zu dem Lehm-Heilverfahren? — Wenn ein Stück Hornvieh durch einen Fall oder Stoß sich eine Verletzung zugezogen, so rührt der Allgäuer Bauer gewöhnliche Lehmerde mit etwas Essig und Wasser und bestreicht damit die Verwundung. Folglich hat die Kneipp-Schule diese gebräuchlichen Rindvieh-Lehm-Kuren auf die Kurgäste übertragen und behandelt damit Lupus und andere Hautkrankheiten. — Daß zwischen einer frisch entstandenen Verletzung eines gesunden Tieres und zwischen dem fressenden Geschwüre eines chronisch kranken tuberkulösen oder syphilitischen Menschen ein Unterschied besteht, kümmert solchen „Genius“ durchaus nicht. — Die Lorbeeren dieser „Lehm-Therapie“ haben wahrscheinlich den vorerwähnten Herrn Pastor Felke (in Revelen) nicht schlafen lassen; denn nach seiner Lehre sollen die Kranken nachts auf bloßer Erde schlafen, da dann „der Erdmagnetismus dem Körper Stoffe entzieht und ihm andere dafür abgiebt“; und des Morgens muß dann in einem Erdloche ein „Dreckbad“ genommen werden. Die bisherige Badeweise des Menschen gilt als verfehlt, weil das Schwein offenkundig eine andere Art zu baden hat; da letzteres als „naturgemäßes“ Wesen gilt, hat sich der Mensch nach ihm in seiner Badeart zu richten. —

Felke's Lehm-„Dreck“-Bäder.

Auch das weitverbreitete Bilz'sche Buch strotzt von Irrlehren, deren Anwendung leicht gefährlich wird. Empfiehlt es doch die Massage bei Darm-Entzündung, Zellgewebs-Entzündungen, Netzhaut-Erkrankungen u. dgl. mehr!

Bilz'sche Irrlehren.

Was Wunder, wenn die Jünger, die bei solchen Propheten Weisheit eingesogen haben, auf die Menschheit losgelassen, gräßliches Unheil anrichten!

So hatte der Naturheilanstaltsbesitzer Wirker in Zittau, der nach seiner eigenen Angabe vor Gericht Kuhne's „Neue Heilwissenschaft“, und die Bücher von Kneipp und Bilz als Quellen seines „Studiums“

bezeichnete, unter „richtiger Verwertung" der so gewonnenen Kenntnisse einen 12jährigen Knaben mit Blinddarm-Entzündung durch Massage zu Tode kuriert, der durch die Ernährung mit äußerst schwer verdaulichen Speisen und dadurch, daß man das hochgradig fiebernde arme Kind nicht zu Bett brachte, sondern mit heftigsten Schmerzen herumzulaufen zwang, noch sicherer bewirkt wurde, wie der Bericht der Zeugen und Sachverständigen ergab (siehe I. Strafk. Bautzen 11. April 1899). —

Gerichtlich erwiesener Tod durch „Naturheilverfahren".

Gerichtlich festgestellte Vereiterung des Kniees durch „Naturheilkundige".

Ein würdiges Gegenstück zu diesem traurigen Fall bietet die Gerichtsverhandlung gegen die Kurpfuscherin Gruber, die bei einer Frau mit heftiger Anschwellung des rechten Beines und Fieber-Erscheinungen, obwohl der vorher zugezogene Arzt richtige Diagnose und Behandlung festgestellt hatte, doch lieber ihre auf Naturverfahren sich gründende Massage so heftig und so falsch anwendete, daß Vereiterung des ganzen Kniees die naturgemäße Folge war. (Landgericht Hagen 16. März 1898.)

Notwendigkeit medicinischer Vorkenntnisse auch für Ausübung der scheinbar so einfachen Naturheilmethode.

Aus solchen Gesundheitsschädigungen ergiebt sich wiederum die notwendige Forderung einer wissenschaftlichen Vorbildung selbst für die Ausübung scheinbar so einfacher Methoden, als welche die Naturheilmethoden gelten, die aber doch in ihrer Wirkung durchaus kompliziert sind. Dieselbe Prozedur, beispielsweise eine Abreibung, ein Halbbad, kann — je nach der verschiedenen Ausführung — einen ganz entgegengesetzten Erfolg haben. — Der unwissende Kurpfuscher wird bei den Beschwerden einer Bronchiectasie (Erweiterung der Luftröhren-Verzweigungen) eine Kaltwasserbehandlung einleiten, die den Zustand verschlechtert, während heiße Bäder als wohlthuend angezeigt sind. Er wird durch vegetabilische (Pflanzen-)Kost Magenkatarrhe mit starker Schleimabsonderung oder Magenerweiterungen verschlimmern, die durch Ausschaltung gerade dieser Kost leicht zu beheben wären. — Ein Rheumatismuskranker kann durch verordnetes Barfußlaufen sich eine Herzentzündung zuziehen, ein Lungenkranker durch einen Oberguß einen Blutsturz bekommen und ein Herzleidender durch ein kaltes Bad sich den Tod holen! —

Man muß also mit der Technik des Verfahrens, dessen physiologischen Wirkungen, aber auch mit dem ganzen menschlichen Organismus und dem Wesen der Krankheit vollständig vertraut sein. — Von diesen Dingen aber haben fast Alle, die ihre „Naturheilkenntnisse" in die Welt hinausposaunen, gar keine Ahnung.

Die meisten Vertreter der Naturheilmethode sind gar keine Ärzte.

Die vielfach verbreitete Ansicht, daß jeder, der sich als Naturarzt, Wasserdoktor u. s. f. bezeichnet, auch wirklich ein Arzt sei, ist grundfalsch. Nur ein verschwindender Teil dieser Leute ist ärztlich vorgebildet; der überwiegende Teil setzt sich aus demjenigen Menschenmaterial zusammen, welches am Anfang dieses Abschnittes gezeichnet ist. War doch z. B. auch der „berühmte" in Wörrishofen allmächtige Kneipp'sche „Oberarzt", der sich unverfroren „Dr. med. Zapf" nannte, nicht medicinisch vorgebildet, sondern, wie sich herausstellte, ein ganz gewöhnlicher armseliger — Kutscher! —

Eigentümlich berührt es, daß gerade Vertreter eines Standes, dessen Bedeutung wir zu schätzen wissen, es für gut finden, solcher Kurpfuscherei den Weg zu bahnen: Wer sind die Führer der sogenannten „Naturheilvereine"? Meistens Volksschullehrer! — Was würde der jüngste Elementarlehrer, mit Recht, für ein Gesicht machen, wenn ein alterfahrener Arzt es sich herausnehmen wollte, ihm einen Vortrag über Pädagogik zu halten? Also auch hier gilt das Wort vom „Schuster bleib' bei Deinem Leisten!" —

Das Gleiche gilt für die Geistlichkeit. — Leider nicht genug bekannt ist der auf der Pastoralkonferenz in Berlin (Juni 1898) aufgestellte Leitsatz Nr. 6: „es ist schriftgemäß, daß der Herr ein Arzt des Leibes und der Seele ist, aber es ist nicht schriftgemäß, darum Arzt und Arzeneien zu verwerfen." — Und der katholischen Geistlichkeit sei eine im Amtsblatt (Nr. 6, 1898) des bischöflichen Ordinariats Augsburg veröffentlichte General-Vikariats-Publikation, betreffend die Ausübung der Heilkunde durch die Geistlichkeit empfohlen, in welcher auf die Verbote der Medicin-Ausübung durch Papst Innocenz II. und spätere Päpste hingewiesen und zum Schluß der Erwartung Ausdruck gegeben wird, daß diese Andeutungen ihre Wirkung nicht verfehlen, damit die Klagen über geistliche Pfuscherei verstummen! — Allerdings ist nicht bekannt, daß die Kurpfuscherei von seiten der Geistlichkeit eine Verminderung erfahren hätte. —

Das Prinzip der medicinlosen Heilkunde beruht nicht auf einem bestimmten System, sondern auf gesetzlichem Zwange.

Die ganze Anpreisung der sognannten Naturheilmethode entstammt überhaupt nicht etwa der wissenschaftlichen Begeisterung für ein bestimmtes System. — Von einem einheitlichen System kann, — wie Rubner in einer Rede „Volksgesundheitspflege und medicinlose Heilkunde" sehr treffend nachweist — hierbei gar keine Rede sein; „denn zur medicinlosen Heilkunde-Zunft rechnen sich nicht bloß solche, die Wasserkuren, Luft- und Sonnenkuren, diätetische Kuren, Massage und orthopädische Kuren vornehmen, magnetisieren und hypnotisieren, sondern auch Heilkünstler, welche nur Kräuter verordnen, also „medikamentös" behandeln. „Die Verwendung von Medikamenten", sagt Rubner, „welche vom Apotheker bezogen werden müssen, wird von der medicinlosen Heilkunde nur darum fallen gelassen, weil sie als Nichtärzte giltige Rezepte überhaupt nicht abfassen dürfen. Das ganze Prinzip der Medicinlosigkeit beruht also nur auf gesetzlichem Zwange!" — Ob sie sich als Naturheilkünstler, Wasserdoktoren bezeichnen oder als Elektro-Homöopathen, Hygienologen, Magnetopathen oder sonst wie — allen gemeinsam ist das Bestreben, ohne die geringste Vorbildung in medicinischen Fragen aus maßloser Habgier mit dem Leben ihrer Mitmenschen Fangball zu spielen, und die Eigenschaft, durch ihre Unwissenheit Gefahren heraufzubeschwören.

Der Größe ihrer Unwissenheit entspricht die Heftigkeit, mit der sie die Ärzte und die wissenschaftliche Medicin bekämpfen; denn:

„Durch Heftigkeit ersetzt der Irrende,
Was ihm an Weisheit und an Kräften fehlt!"

Dem großen Publikum aber fehlt der kritische Sinn für diese Dinge gänzlich; es läuft in Scharen zu solchen kurpfuschenden Aposteln ihrer eigenen Wunderthätigkeit, und es vernimmt gläubig deren Wunderthaten, zu unreif im Urteil, um den Schwindel zu durchschauen. —

Die Grundlage der Kurpfuscherei bilden Schwindel und Betrug.

Schwindel und Betrug sind die Grundlagen der ganzen Kurpfuscherei. — Nur durch Betrug ist es den Kurpfuschern eben möglich, mit so großartigem Erfolge das harmlose Publikum an sich zu locken. —

Dieser Betrug gipfelt hauptsächlich:

a) in der schwindelhaften Reklame;
b) in der Art ihres Auftretens den Patienten gegenüber;
c) in der Vorspiegelung von Krankheiten im Einzelfalle, die der Patient gar nicht hat.

Während früher die Kurpfuscher nur in aller Stille ihr Wesen trieben und höchstens der dem Menschen innewohnende Hang zum Mystischen ihnen „Kunden" zuführte, pflegen sie heut in widerlichster Weise ihre Künste öffentlich anzupreisen. Hierfür genügen ihnen nicht nur Volksversammlungen, öffentliche Anschläge, Zeitungsannoncen und Straßenschilder, sondern sie lassen sogar ihre „Prospekte" auf die Treppenflure oder in die Briefkasten der Wohnungen werfen und senden auch direkt ihre „Geschäftskarte" durch die Post oder Stadtpost zu. — Man lese eine solche Geschäftskarte: „J. Scholz. Magnetische Heilpraxis! Kreuzstraße 9, Breslau. Sprechstd. nur Wochentags 9—12 u. 3—5. Nachweislich heile ich in kürzester Zeit jede Krankheit, die noch zu heilen ist. Die größten Schmerzen werden sofort gelindert! Erkläre noch, daß ich weder ein Schwindler, Betrüger, noch ein Kurpfuscher bin; Thatsachen sind unumstößlich!" —

Verschiedene Arten der Reklame der Kurpfuscher.

Aus dieser Karte ersieht man aber auch, daß der Pfuscher oft ängstlich einen arztähnlichen Titel vermeidet. — Wohl bezeichnen sich in Zeitungs-Annoncen und auf Straßenschildern einzelne als „Direktor", „Heilkünstler", „Heilmagnetiseur", „Elektro-Homöopath", aber im allgemeinen vermeiden sie unzweideutig arztähnliche Bezeichnungen, weil die §§ 147, 29 der Gewerbeordnung dem Nichtapprobirten den Gebrauch eines ärztlichen oder arztähnlichen Titels bei Strafe verbieten. Mit diesen Vorschriften will das Gesetz verhindern, daß durch den Titel beim Publikum der Irrtum erregt werde, man habe es mit einem approbierten Arzte zu thun. Aber ein solcher Irrtum des zumeist kritiklosen Publikums ist doch für das Geschäft des Kurpfuschers zu wertvoll und einträglich, als daß er ihn ganz entbehren möchte; statt des direkten und durch den Strafrichter leicht faßbaren Mittels benutzt er andere Wege, die ebenso sicher, aber weniger gefahrbringend zum ersehnten Ziele der Täuschung, besonders des ungebildeten Publikums, führen. Dahin gehört die Fassung der Zeitungsannoncen und Geschäftsschilder, wie z. B.: „A. Stroïnski. Für Augenleidende Sprechstunden von 9—12' oder „Haut-, Geschlechtskrankheiten heilt ohne Quecksilber und Einspritzung Falbe, Berlin N., Elsasserstr. 44. Auswärts brieflich und diskret" oder „G. H. Braun. Spezialbehandlung nervöser Leiden" u. s. w.

Irreführung des Publikums durch Nachahmung ärztlicher Schilder.

Ferner sind Form und Aussehen der Straßenschilder und der Kniff, in den Zeitungen die Annoncen regelmäßig möglichst unter diejenigen (z. B. von der Reise zurückgekehrter ꝛc.) approbierter Ärzte setzen zu lassen, ebenso die Rezepte der Kurpfuscher, die die Form und gewisse Eigenheiten der ärztlichen nachahmen — wie z. B. Rezepte des Kurpfuschers Menzler (Breslau) stets den ärztlichen Vermerk „sine reïteratione non dispensandum est", oder „Rezept bei der nächsten Konsultation mitzubringen" — darauf berechnet, das Publikum irre zu führen. —

Verbindung von Kurpfuschern mit Apothekern.

Übrigens hätte das Verschreiben von Rezepten durch Kurpfuscher keine Wirkung, wenn sie nicht mit gewissen Apotheken in Verbindung ständen, die gesetzwidrig ihre Rezepte ausführen. Dies geht u. a. aus einer Warnung des Kgl. Polizei-Präsid. zu Berlin v. 22. 4. 1896 hervor, welche sich gegen den Apotheker Fuchs wendet, „der unter der Firma G. H. Braun das Heilgewerbe treibt und sich zur Heilung von Neuralgieen und Magenschwäche erbietet. Die Patienten erhalten nach Vorausbezahlung von 4,00 Mk. eine schriftliche Verordnung und gegen Nachnahme von 2,40 Mk. aus der „homöopatischen Central-Apotheke" von Johannes Müller in Breslau spirituöse Lösungen. Die wiederholte Untersuchung hat in den Medicamenten keinerlei Stoffe in wirksamer Konzentration erkennen lassen." — So die Warnung des Berl. Poliz.-Präsidiums. —

Aber die Kurpfuscher lassen sich durch solche Warnungen durchaus nicht stören. So erschien auch u. a. am 15. Sept. 1896 eine Warnung desselben Polizei-Präsidiums gegen den Agenten und Kurpfuscher Ernst Weidemann, der unter der Aufschrift „Lunge und Hals" einen absolut wertlosen Thee als Heilmittel gegen Lungentuberculose ꝛc. anbot. Aber dessen Annoncen erschienen ungestört in den großen Berliner und anderwärtigen Zeitungen weiter. — Diese Pfuscher wissen nur zu gut, daß das Publikum leider weniger den Warnungen der Polizei glaubt, als ihren schwindelhaften Heilanzeigen. —

Schwindelhafte Heil-Versprechungen der Kurpfuscher.

Der Hauptbetrug bei diesen Ankündigungen liegt in Behauptungen und Versprechungen, die den Stempel der Unwahrheit von vornherein tragen, z. B.: „in Nervenleiden anerkannt allein richtige naturgemäße Heilweise" oder „Geschlechtsleiden aller Art, Geschwüre, Nierenleiden, Rheumatismus ꝛc. heile ich gründlich und schnell" oder „größte Praxis in Deutschland, Österreich, Schweiz u. s. w." oder „heile sicher und unter Garantie (!) auswärts brieflich", „Erfolg sicher", u. dergl. mehr. Wenn der Syphilis sichere Heilung in kürzester Zeit ohne Quecksilber und Jod in Aussicht gestellt, wenn ein „Universal-Heilpflaster" mit „großartigem Erfolge" bei „Lungenlähmung", ein anderes Pflaster als „alle Geschwülste, Krebsschäden, „Knochenfraß", „Magenleiden" und „Gicht" „schnell und gründlich heilend" angepriesen und dauernde Heilung durch briefliche Behandlung" bei den schwersten Krankheiten als sicher versprochen wird; wenn die Diagnose der Krankheit aus abgeschnittenen Haaren (Kurpfuscher Ast), durch sogenannte „Gesichtsausdruckskunde (Kurpfuscher Kuhne) oder durch ein eingesandtes altes wollenes Hemd oder einen abgerissenen Hosenknopf (Kurpfuscher Gössel) hergeleitet wird, so beweisen solche Beispiele allein den ganzen Schwindel!

Darnach kann man sich denken, wie es auch mit den von angeblich geheilten Patienten veröffentlichten „Danksagungen" steht, von denen natürlich jeder einzelne Kurpfuscher nach seinen Angaben mindestens „Tausende" auf Lager hat. Das ist derselbe Geschäftskniff, wie der, den eine kleine Konfektionsfirma ausführt, wenn sie stolz annonziert: „Zehntausend Schlafröcke auf Lager". — Daß diese Dankatteste nicht immer auf Richtigkeit beruhen, ist eigentlich von vornherein jedem Eingeweihten verständlich; ganz klar aber ergiebt sich das u. a. aus einer Verhandlung der Strafkammer I des Landgerichts in Darmstadt (v. 21. Juni 1898), in welcher der „Naturheilkünstler" Rinderspacher, Erfinder einer „eignen Heilmethode", verurteilt wurde, weil er Dankatteste in den „Neuen Hessischen Volksblättern" und anderwärts ver-

Gerichtlich erwiesene Fälschung von Dankattesten.

öffentlicht hatte, die einfach gefälscht waren. — Und darüber, wie solche Dankatteste manchmal zu stande kommen, giebt ein Bericht interessanten Aufschluß, den Geheimrat Prof. Eulenburg vor einiger Zeit unter der Spitzmarke „Magnetopath Reichel" in der „Deutsch. med. Wochenschrift" als ihm von einem Schriftsteller zugega gen veröffentlichte, dessen Frau dieser „Magnetopath" behandelt hatte. Bei dieser hatte Prof. Israël einen Nabelbruch konstatiert; das hinderte aber den Pfuscher nicht, seinerseits zu behaupten, der Schmerz liege in einer „Blutansammlung in der Bauchhöhle", die er durch Magnetisieren „auflösen" könne. Trotzdem nach sechsmaligem Magnetisieren die Schmerzen nicht aufhörten, erklärte der Kurpfuscher, sein „Medium" habe im somnambulen Schlafe das Innere der Bauchhöhle gesehen. Es sei kein Bruch da, sondern nur ein „Fettansatz". Als nun — wie es bei jedem Kranken in solchen Fällen geht — zufällig einmal die Schmerzen nachließen, erschien Reichel mit einem von ihm selbst verfaßten Dank-Atteste, das nach langem Drängen unterschrieben wurde. Aber schon wenige Tage nach Abgabe des Attestes stellten sich die heftigsten Schmerzen wieder ein. Auf das merkwürdigerweise erneute Ansuchen des Schriftstellers an den Kurpfuscher, die Kranke wieder zu besuchen, weigerte er sich und rief: „Ich habe Ihre Frau gesund gemacht, darüber besitze ich das Attest! Machen Sie, was Sie wollen." — Wie der Pfuscher die Frau „gesund gemacht hatte", erhellt daraus, daß ein sofort hinzugezogener Arzt sie in Lebensgefahr befindlich vorfand. — Aber der Pfuscher hatte sein Attest. —

Gefälschte veröffentlichte Erfolge bei Patienten, die später durch ärztliche Kunst geheilt wurden.

Und wie mit solchen Dank-Attesten, geht es auch mit vielen, seitens der „Naturheilanstalten" und ähnlicher „Institute" in scheinbar wissenschaftlichen Aufsätzen veröffentlichten Fällen von glänzender Heilung durch ihre Methoden. Im vorigen Jahre stellte Professor Mraček in Wien in der „K. K. Gesellschaft der Ärzte" einen früher syphilitischen Patienten vor, der über zwei Monate in einer Naturheilanstalt behandelt worden und so heruntergekommen war, daß bei seiner Flucht aus der Anstalt der Körper von 53 Geschwüren bedeckt und so abgemagert war, daß der Kranke sich kaum noch aufrecht erhalten konnte. Und aus dieser selben „Naturheilanstalt", welche den Kranken so zugerichtet hatte, ging eine reklamehafte Schrift mit dem Titel: „Syphilis ohne Quecksilber und Jod" heilbar!" hervor, in welcher dieser eben geschilderte Fall als „glänzend geheilt", „am ganzen Körper glatt und rein", der „dankerfüllt" die Anstalt verlassen habe, dem gläubigen Leser vorgeführt wird. — Daß an den Leiden des Patienten nur die falsche Behandlung die Schuld trug und Mraček durch sachgemäße ärztliche Behandlung mit Quecksilber-Einreibung und sonstigen Maßnahmen in wenigen Wochen völlige Abheilung der Geschwüre und bedeutende Hebung des Körpergewichts erzielen konnte, sei nebenbei erwähnt. — Werden solche „Danksagungen" nicht ohne weiteres gegeben, so erhält man sie unschwer durch Nachlaß am Honorar. — Aber noch beliebter und wirksamer sind die die öffentlichen Vorträge in großen Städten, bei welchen sogenannte Krankenvorstellungen stattfinden. „Interessant ist es dabei," so bemerkt Koßmann[1]), „wie auch in diesen fast ausschließlich Heilungs-Versprechungen, nicht etwa Vorstellung geheilter Kranker zur Reklame benützt werden. Es genügt eben schon der Brustton der Ueberzeugung, mit dem der Redner sein Publikum harunguiert, um ihm aus der großen Schar der Zuhörer eine mehr oder weniger ansehnliche Zahl von Patienten zuzuführen."

Und sobald dann Patienten in Behandlung des Kurpfuschers kommen, wird der ganze Schwindel weiter fortgeführt. —

Da werden einem Lupuskranken für „elektrohomöopathische" Behandlung gleich als Vorschuß 120 Mk. abgenommen, der erst später ärztlich geheilt wird, (gerichtlich erwiesen[2]), da werden einem seit 15 Jahren tauben Dienstmädchen versprochen, ihm durch dieselbe Methode in 4 Wochen das Gehör wiederzugeben, (gerichtlich erwiesen[3]), da werden einem schweren Rheumatiker 5 Mk. für ein „sicheres Heilpulver" entlockt, das bei näherer Untersuchung nur aus Zucker ohne jeden heilkräftigen Zusatz besteht (gerichtlich erwiesen[4]), da werden elektrohomöopathische Heilmittel verabreicht, die angeblich mit „gelber", „roter" und „blauer Elektrizität" geladen sind, aber bei amtlicher Untersuchnng sich als eine Mischung aus Alkohol und gewöhnlichem Brunnenwasser herausstellen (amtlich erwiesen[5]), und da wird verbrannte animalische Kohle, durchsetzt mit übelriechendem Tieröl als sicheres Mittel gegen Epilepsie angeboten (gerichtlich erwiesen[6]) und für ein Schächtelchen 15 Mk. erpreßt, weil „das Mittel weit übers Wasser komme" und „aus einer exotischen seltenen Pflanze" hergestellt werde. Einem hochgradig schwindsüchtigen Kinde wird sichere Heilung durch

---

[1]) s. Koßmann: Der gegenwärtige Stand des Kurpfuschertums in Deutschland, erschienen in „Die Heilkunde".

[2]) u. [3]) Flensburger Strafkammer 1897. Verh. gegen Croisier (s. med. Rundschau 1897 Nr. 9).

[4]) Gerichtsverhandlung Erfurt (s. Berl. Tagebl. vom 30. März 1890).

[5]) Bericht der Direkt. d. Städt. Unters.-Amts Breslau (im Verein der Breslauer Ärzte). (Schles. Ärzte-Corresp. 1899 Nr. 4.)

[6]) Gerichtsverh. 6. Strafkammer Berlin 30. März 1899 gegen Karl Krieg und Wilhelmine König.

Kügelchen zugesagt, die aus reinem Zucker bestehen, und hierfür 220 Mk.! (für 3 Konsultationen) verlangt (gerichtlich erwiesen[1]) und von derselben Kurpfuscherin einem buckeligen Knaben dasselbe Mittel gegeben und mit der größten Unverfrorenheit behauptet, daß Niemand in der Welt ihn heilen könne, als sie (gerichtlich erwiesen[2]). — Einer an Lungenkrebs leidenden Frau soll „innerhalb kurzer Zeit" ein „Sympathiemittel" — welches sich nach gerichtlicher Untersuchung als Arnikatinktur herausstellt, sichere Heilung bringen (gerichtlich erwiesen[3]) nnd das gleiche Mittel wird vom Pfuscher Pohlandt, einem früheren Stellmacher, der sich nach seiner Angabe vor Gericht überhaupt nur mit der Heilung schwerkranker Personen befaßt, bei einer seit 5 Jahren an Nervenlähmung darniederliegenden Tischlersfrau mit den Worten angewandt: „Die lerne ich in einer Woche wieder gehen, so wahr mein Name Pohlandt ist" (gerichtlich erwiesen[3]). — Der wegen Diebstahls, Unterschlagung und Betrugs schon vorbestrafte Wunderdoktor Majewski, (sein wirklicher Name ist Ernst) kann sein Handwerk nicht lassen und kuriert immer weiter alle Leiden mit dem Versprechen sicherer Heilung durch seinen Magnetismus (gerichtlich erwiesen[4]). — Der bereits mit Zuchthaus vorbestrafte Kurpfuscher Leopold Maleika läßt sich durchaus nicht abhalten, auch weiterhin zu betrügen und z. B. bei einem bösen Fußleiden wertlose Sympathiemittel abzugeben (gerichtlich erwiesen[5]); und ein Prozeß gegen die Kurpfuscherin Bortz aus Braubauerschaft, die dabei wegen gemeingefährlichen Treibens zu 1 Jahr Gefängnis verurteilt wurde, zeigt, mit welcher Unverfrorenheit diese Betrüger auf der Leichtgläubigkeit des Publikums eine einträgliche Praxis aufbauen (gerichtlich erwiesen[6]). — Gegen Lupus (fressende Flechte, Haut-Tuberkulose), gegen Krampfadergeschwüre und „offene Beinschäden" werden Mittel verabreicht, „die als gewöhnliche Kräuter und Salben ohne jede ärztliche Verordnung jedermann im Handverkauf in der Apotheke zugänglich sind." „Das Verfahren ist nur", so heißt es in der betreffenden polizeilichen Warnung[7]) „darauf berechnet, unglückliche Kranke, welche an hartnäckigen Uebeln leiden, durch angebliche günstige Erfolge anzulocken und auszubeuten." —

[1]) u. [2]) Strafkammer Weimar 17. Februar 1895 gegen Frau Schöne.

[3]) Berlin. Schöffengerichtsverh. 137. Abt. gegen den Stellmacher Heinrich Pohlandt 22. Aug. 1898.

[4]) s. Bresl. Strafkammer v. 23. Juli 1896.

[5]) Beuthen O.-S. Strafkammer v. 16. Febr. 1897.

[6]) Essen Strafkammer 1896 (s. Bresl. Gen.-Anz. 26. Mai 1896).

[7]) Warnung der Kgl. Polizei-Direktion Koblenz 21. März 1898 gegen den bereits am 15. November 1894 vorbestraften Peter Jürgersen (s. Deutsch. med. Wochenschrift 1898 Nr. 27, S. 434).

„Einem Kranken, der wegen Lupus 20 Tage ohne allen Erfolg von ihm behandelt worden war, hat er eine Rechnung von 200 Mk. gemacht. Vor dem gemeinschädlichen Treiben des p. Jürgensen wird hiermit öffentlich gewarnt.“ —

An die „haarigen“ Geschichten von dem „Wunderdoktor“ Schäfer Ast, an die vor einiger Zeit durch sensationelle Gerichtsverhandlungen bekannt gewordene skandalöse Kurmethode des Heilmagnetiseurs und alles bezaubernden „Liebeskünstlers“ Czinsky in Dresden sei nur kurz erinnert, und was den bekannten früheren Gärtnergehilfen, Hausdiener und Kellner, jetzigen „Anatomen“ Gössel in Dresden anbetrifft, so ist das Wundermittel, dem er seine unglaublichen Erfolge zu verdanken hat, „magnetisierte Petersilie“ und „magnetisiertes destilliertes Wasser“.

Das „berühmte, diuretisch wirkende Geheimmittel“ des Kurpfuschers und Malermeisters Hans Weber in Stettin, dessen „Ruf“ auch nach Darmstadt gedrungen war und den dortigen Gesundheitsrat veranlaßte, das Mittel zu untersuchen und dann bei der Staatsanwaltschaft in Stettin Anzeige zu erstatten, bestand aus — Zigarrenasche! (gerichtlich erwiesen [1]). — Eine Kurpfuscherin in Sachsen kuriert sogar mit Leichenwaschwasser, mit dessen Vertrieb sie — nach amtlichem Bericht [2]) ein glänzendes Geschäft unterhält, und das sie u. a. auch bei ihrem eignen Schwiegersohne anwandte, „um ihm die Trunksucht abzugewöhnen“.

Doch nicht genug damit! Um Patienten in gewinnsüchtiger Absicht festzuhalten, macht man sie ängstlich und redet ihnen Krankheiten ein, die sie gar nicht haben. Einem Hypochonder wird die Tripperkrankheit, einem andern die Syphilis, deretwegen er eine lange Kur durchmachen müsse, und einer hysterischen Frau die Zuckerkrankheit angedichtet, die vor den Augen der gläubigen Patientin durch den Hokuspokus einer fingierten Urinuntersuchung festgestellt wird, in Wirklichkeit aber natürlich gar nicht bei ihr besteht [3]). —

Und diese Behauptung, daß die Kurpfuscher direkt Krankheiten andichten, beruht durchaus nicht auf freier Erfindung; das beweist außer den eben angeführten Thatsachen auch z. B. gerichtlich der Betrugs-Prozeß gegen den Heilkünstler Ernst Tauchert [4]).

---

[1]) s. Schöffengericht Stettin vom 21. Septbr. 1895.

[2]) Jahresbericht d. Sächs. Landes-Medizinal-Kollegiums für d. Berichtsjahr 1897.

[3]) s. Sitz.-Bericht d. Schles. Ärztek. „Bericht über die Ergebnisse der Kurpf.-Enquête in Breslau“ (v. 7. Januar 1897) von Dr. Karl Alexander.

[4]) s. 9. Strafkammer des Landgerichts Berlin vom 21. Januar 1897.

So ergiebt sich denn aus fast allen und besonders den genannten gerichtlich erwiesenen Fällen ganz klar der Betrug, die Vorspiegelung falscher Thatsachen zur Erzielung eines widerrechtlichen Vermögensvorteils. Und dieser ist manchmal — selbst nur vom Standpunkte der nationalökonomischen Schädigung der Behandelten aus — durchaus nicht zu unterschätzen: denn diese unerhörten Forderungen, wie sie aus vorstehend angeführten Gerichtsverhandlungen (220 Mark für Zuckerkügelchen) und polizeilichen Warnungen (200 Mark für erfolglose Lupus-Behandlung) erwiesen sind — treffen natürlich doppelt und dreifach schwer diejenigen, die sich jeden Pfennig erhungern, um etwas für ihre Gesundheit thun zu können, und die hierbei derartigen Existenzen unglücklicherweise in die Hände fallen. Und ihrer sind gar Viele! — Vermögensschädigung durch Kurpfuscher.

Und doch würde so Mancher dieser Betroffenen den Verlust seines Geldes leichter verschmerzen, wenn er nur nicht durch die kurpfuscherische Behandlung gesundheitlich schweren Schaden genommen hätte. — Die Mittel der Kurpfuscher sind nämlich durchaus nicht immer bloß harmlose Sympathiemittel. So z. B. hat sich bei näherer Untersuchung durch das pharmaceutisch-chemische Laboratorium der Universität Berlin (1898) des von A. Frischmuth in Auerstadt bei Badingen mit großer Reklame vertriebene „Krebsgeheimmittel" als durchaus nicht ungefährlich herausgestellt, da es bei Vielen Schwindel und Erbrechen erzeugt und im wesentlichen aus den giftigen Stechapfelblättern, Stechapfelwurzel und gepulvertem Kalkstein besteht. — Und was soll man dazu sagen, daß bei unserer heutigen Kurierfreiheit von dem Kurpfuscher Eduard Damp (Berlin) sogar ein Mittel ungehindert weiter annonciert und verabreicht wird, trotz wiederholter polizeilicher Warnung[1]), daß dieses Mittel Spartiumthee, ein heftigwirkendes Herzgift ist! — Gift in Kurpfuschermitteln.

Dann darf man sich freilich über die schweren Gesundheitsschädigungen nicht wundern, die durch solche Kurpfuschermittel entstehen; so erblindete ein Kind mit „ägyptischer Augenentzündung" auf einem Auge durch Behandlung seitens des „Autodidacten der homöopathischen Heilmethode" A. F. Fricke aus Rixdorf, während es der ärztlichen Kunst gelang, das andere Auge noch zu retten. (Gerichtlich erwiesen[2]). —

Ähnlich liegt ein Fall, der in der „Deutschen med. Wochenschrift"

[1]) Warnung d. Kgl. Polizei-Präs. Berlin vom 5. Juni 1896 gegen den Kurpf. Ed. Damp (s. Deutsch. med. Wochenschr. 1896 Nr. 25).
[2]) II. Strafkammer Landger. II Berlin 1898 (s. Berl. Ärzte-Korresp. 1898 Nr. 25).

(1899 Nr. 7, S. 120) mitgeteilt wurde, in welchem der „heilpädagogische Präparandenanstalts-Vorsteher" Richter in Berlin bei einer Patientin Schmerzen im Unterleib, die mit Schwangerschaft im Zusammenhange standen — was der Kurpfuscher natürlich nicht verstand — mit einer „süßen Medicin" und heißen Fußbädern, abwechselnd mit kalten, behandelte, so daß krampfartige, immer heftigere Zusammenziehungen der Gebärmutter erfolgten, und es nur mit Mühe dem später zugezogenen Arzte gelang, dem Abort bei der Frau vorzubeugen. — Wenn bei einer Netzhauterkrankung des Auges die Behandlung des Kurpfuschers rasche Erblindung herbeiführt (gerichtlich erwiesen[1]), wenn verschiedene Opfer einer Pfuscherin infolge ihrer Manipulationen in Siechtum und eins sogar dem Tode verfällt (gerichtlich erwiesen[2]), wenn eine mit Krätze behaftete Magd von einem „Tierheilkundigen" mit einer starken Arseniklösung am ganzen Körper dreimal eingerieben wird, daß unter Bildung stark eiternder Hautgeschwüre und hohem Fieber der Tod schnell durch Arsen-Vergiftung eintritt (gerichtlich erwiesen[3]), wenn bei einem, doch an und für sich durchaus nicht gefährlichen Bandwurmleiden durch ein Mittel des bekannten „Bandwurmdoktors" R. Mohrmann bei einem Schuhmacher in Ershausen sofort Besinnungslosigkeit und darauf folgende schwere Erkrankung eintritt (gerichtlich erwiesen[4]), wenn asthmatische Atembeschwerden durch Bestreichen mit einem Stubenschlüssel verschwinden sollen — wobei dem Patienten erklärt wird, „diese Beschwerden rührten daher, daß der Patient ohne sein Wissen jemanden totgeschlagen hätte" (gerichtlich erwiesen[5]), — wenn von einem Kurpfuscher und Betrüger einem an Lungen-Entzündung erkrankten Kinde sogenannte „Seewurzel" und Seife verabreicht wird (gerichtlich erwiesen[6]), wenn aus dem Einrenken einer ausgefallenen Schulter seitens eines „Naturheilkundigen" eine immer größer werdende Geschwulst am Halse, Lähmungserscheinungen und eine Verletzung der Halswirbelsäule resultiert, die bei rechtzeitiger ärztlicher Behandlung nach übereinstimmendem Gutachten der Sachverständigen leicht

---

[1]) Gerichtsverh. in München gegen H. Brendel (s. darüber Berl. Klin. Wochenschrift 1896 Nr. 51 S. 1144).

[2]) Schwurgericht Liegnitz v. 19. April 1899 gegen Frau E. Ahnelt.

[3]) s. Vierteljahresschrift f. Gerichtl. Medizin (XVII; 1).

[4]) Strafkammer in Heiligenstadt 1899 (Bericht darüber s. Berliner Tageblatt vom 14. März 1899).

[5]) u. [6]) Bresl. Strafk. II vom 31. Januar 1896. Gerichtsverhandl. gegen Josef Aufgebauer.

hätte behoben werden können (gerichtlich erwiesen[1]), wenn durch einen Naturheilkundigen aus Petzau (bei Bautzen) beim Zahnziehen eine Kieferverletzung stattfindet und diese in einer Weise weiter behandelt wird, daß die ganze Kopfseite gefährlich anschwillt, und daß die Kranke trotz ärztlicher Behandlung noch zwei Monate daran zu leiden hat (gerichtlich erwiesen[2]), und wenn durch denselben Vertreter der „medicinlosen Heilkunde" sogar der Tod eines siebenjährigen Mädchens durch starke giftige Cocain-Einspritzung herbeigeführt wird (gerichtlich erwiesen[3]), wenn ein kleines Kind, mit einer Blutgefäßerweiterung am Vorderkopf behaftet, fälschlich als syphilitisch erklärt und vom Pfuscher mit einer giftigen Salbe eingerieben wird, so daß sich bohnengroße Blasen unter heftigen Schmerzen bilden und nur eine rechtzeitige Unterbrechung dieser schönen Kur eine Vergiftung verhindert (gerichtlich erwiesen[4]), und wenn schließlich ein Kurpfuscher einen Patienten mit akuter Harnverhaltung — statt ihn sofort zum Arzt zu schicken — selbst zwei Tage lang mit vergeblichen Katheterisier-Versuchen hinhält und ihn dabei innerlich so schwer verletzt, daß der Patient an Harnvergiftung zu Grunde geht, wobei der Kurpfuscher sogar die Frechheit hat, dem nach dem Urin des Kranken verlangenden, in letzter Stunde zugezogenen Arzte seinen eigenen (des Kurpfuschers) Harn zur Täuschung des Arztes zu übergeben (gerichtlich erwiesen[5]) — — — so bedürfen alle diese gerichtlich erwiesenen Thatsachen überhaupt nicht erläuternder, einkleidender Worte. Nackt und klar geben sie ein fürchterliches Bild von der Fülle von Schwindel, Betrug und Unwissenheit in der Zunft der Kurpfuscher und von den schweren Schädigungen an Vermögen, Gesundheit und Leben, als deren einzige Ursache das durch keinerlei Schranken eingeengte Kurpfuschertum von jedem Einsichtigen erkannt werden muß. —

Gesundheitsschädigungen durch Verhinderung ärztlicher Hilfe seitens der Kurpfuscher.

Diese Schädigungen werden dadurch noch größer, daß solche Heilkünstler selbst bei Verschlimmerung des Leidens durch ihre Behandlung mit aller Macht die Kranken von der Zuziehung eines richtigen Arztes abhalten. Das geht nicht bloß aus dem letzterwähnten Falle von Harnverhaltung hervor, in welchem durch baldige Zuziehung eines

[1]) Landgericht Bautzen: Strafkammer I v. 18. Juli 1896 (Bericht s. Ärztl. Zentr.-Anz. 17. Sept. 1896).

[2]) u. [3]) Landgericht Bautzen 1896 (s. Bericht darüber Ärztl. Vereinsbl. 1896 Juli II).

[4]) 9. Strafkammer Landgericht I Berlin vom 21. Januar 1897 (s. Bericht darüber Berl. Tageblatt 22. Januar 1897).

[5]) Breslau Strafkammer I vom 24. Mai 1898. Verhandl. gegen August Knittel.

Arztes der Kranke gerettet worden wäre, sondern auch noch aus anderen, gerichtlich erwiesenen Gesundheitsschädigungen. So hatte die Pfuscherin Karoline Prüfer einer Frau, bei welcher der anfangs hinzugezogene Arzt beginnenden Brustkrebs festgestellt und sofortige Operation anempfohlen hatte, erklärt: „es ist ein Glück, daß Sie mich fragen und sich nicht von einem Arzte verpfuschen lassen, ich werde den Knoten durch Besprechen fortbringen“, und hatte sie dann über ein Jahr in ihre Behandlung genommen, bis durch Weiterfressen des Krebses die Operation zur Unmöglichkeit geworden war (gerichtlich erwiesen [1]).

In ähnlicher Weise hatte die Kurpfuscherin Gruber auf eine Patientin mit Zellgewebsentzündung des rechten Beines, die von einem Arzte richtig diagnostiziert worden war, mit größter Heftigkeit eingeredet: „man solle nur die Ärzte nicht weiter daran lassen,“ sie persönlich würde die Kranke in kurzer Zeit herstellen. Die Folge war eine Vereiterung des ganzen Kniegelenks (gerichtlich erwiesen [2]), während nach dem Gutachten der gerichtlichen Sachverständigen bei richtiger Behandlung das Bein erhalten geblieben wäre. —

Und wo steckt bei allen diesen schweren Gesundheitsschädigungen der „sichere Erfolg“, der fast von jedem Kurpfuscher schon vorher in den Zeitungen mit großer Prahlerei bei Behandlung aller Krankheiten, „selbst der unheilbaren“, angekündigt wird? —

Man wird gegenüber diesen Gebahren der Kurpfuscher einzuwenden versuchen, daß auch Ärzte Fehler machen. Allein das Publikum ist den Ärzten gegenüber weit mehr geschützt, als den Kurpfuschern gegenüber; denn die glänzende Vorbildung bürgt dafür, daß solche Fälle höchst selten vorkommen, und ferner wird der Arzt dafür weit strenger bestraft als der Kurpfuscher. Zudem sind die Schädigungen an Gesundheit und Leben, wie sie durch Kurpfuscher regelmäßig verübt werden, so zahlreich und so hochgradig, daß sie mit den vereinzelten Kunstfehlern, die Ärzte begehen, nicht im entferntesten in Vergleich zu bringen sind. —

Vor allem aber sei nochmals betont: etwaige Mißerfolge des Arztes finden wohl meistens ihre Ursache in der Unheilbarkeit mancher Leiden und in der Unzulänglichkeit der Medicin überhaupt; die schweren Schädigungen durch die Kurpfuscher

---

[1]) II Straffenat des Reichsgerichts 1897. (Bericht darüber s. Med. Rundschau 1897 Nr. 9).

[2]) Landgericht Hagen 16. März 1898.

aber im wesentlichen im **Betrug**, wie er ja aus den vielen vorstehend angeführten gerichtlichen Fällen klar und deutlich ersichtlich ist. —

> Amtliche Zusammenstellung von 177 gerichtlichen Verurteilungen wegen fahrlässiger Tötungen und Körperverletzungen durch kurpfuscherische Behandlung (s. Erlaß des Kultusministers v. 8. März 1899 an den Vorsitzend. d. Ausschusses der Ärztekammern).

Es ist kürzlich auf ministerielle Verfügung eine sehr interessante Zusammenstellung über die vom 1. Januar 1890 bis 31. Dezember 1897 bei den preußischen Landgerichten wegen fahrlässiger Tötung und Körperverletzungen durch kurpfuscherische Behandlung rechtskräftig ergangene Verurteilungen erfolgt, welche im ganzen 177 derartige Verurteilungen (zu 63 Jahren 3 Monaten und 1 Tag Gefängnis und 8233 Mk. Geldstrafe) ergiebt. —

So dankenswert diese Zusammenstellung ist, und so imponierend diese Zahl von gerichtlichen Verurteilungen — absolut genommen — an und für sich auch wirkt, so giebt sie doch leider nicht im entferntesten ein richtiges Bild von der Menge der thatsächlich fast jeden Tag stattfindenden Gesundheitsschädigungen durch Unwissenheit und Betrug seitens der Pfuscher. Das ergiebt sich zunächst aus der Thatsache, daß der für jeden Einzelnen so schwerwiegende Schaden, welcher durch kurpfuscherische Nichterkennung einer ansteckenden Krankheit — man denke an Diphtherie oder Syphilis oder Krätzkrankheit u. dgl. — für ihn selbst und seine Umgebung entsteht, nach den heutigen Gesetzen überhaupt nicht zu fassen und nicht vor Gericht zu bringen ist, weil für den Kurpfuscher ja die Verpflichtung der richtigen Erkenntnis nicht besteht. Und daß weit mehr Unheil durch Kurpfuscher angerichtet wird, als gerichtlich nachweisbar ist, geht weiterhin daraus hervor, daß durch die in letzter Zeit seitens organisierter Ärzte-Vereine eingeleiteten Enquêten allein für Pommern[1]) 60, allein für Breslau[2]) (Regierungsbezirk) 68[3]), und für das relativ kleine Oppeln[4]) 15 solcher Fälle festgestellt sind, wobei nur die den betreffenden Ärzten als beweisfähig bekannten in die Statistik aufgenommen sind; und darunter sind schwere Fälle, wie z. B. Tod durch eingeklemmten,

---

[1]) s. Sitzungs-Bericht der Pommerschen Ärztekammer (Bericht von Dr. Steinbrück [Beilage zu Nr. 16]) „Erhebungen über Kurpfuscherei in Pommern".

[2]) s. Sitzungs-Bericht der Schles. Ärztekammer vom 7. Januar 1897 „Ergebnis einer Enquête über Kurpfuscherei in Breslau," Bericht von Dr. Karl Alexander.

[3]) Die in diesem Jahre auf ministerielle Veranlassung eingeleitete Enqête ergiebt sogar 98 Fälle für Breslau (während des Drucks veröffentlicht).

[4]) s. Bericht über „die Ergebnisse der Kurpfusch.-Enquête in Oberschlesien" von Regierungs- und Medicinalrat Dr. Roth.

brandig gewordenen Bruch, bei welchem der Pfuscher 5 Tage Repositionsversuche gemacht hatte, Tod an Verblutung durch „Traubenmole“, die zwei Wochen lang vom Pfuscher mit ziemlich wertlosen Tropfen behandelt worden war, Tod eines Kindes an Bauchfell-Entzündung durch ein vom Pfuscher verordnetes eiskaltes Bad u. dgl. mehr (Roth'sche Statistik). — Daß gegenüber der großen Zahl von beweiskräftigen kurpfuscherischen Gesundheitsschädigungen so äußerst selten eine Bestrafung der Kurpfuscher erfolgt, findet zum Teil eine Erklärung darin, daß die Geschädigten und ihre Angehörigen im allgemeinen nur sehr schwer zu einer Anzeige zu bewegen sind, erstens, weil sie sich hinterher schämen, öffentlich zuzugeben, daß sie zu Kurpfuschern gegangen sind, und zweitens, weil sehr häufig eine, nur allzu natürliche Scheu den Geschädigten davon abhält, über die Natur seiner Krankheit — besonders bei „geheimen Leiden“ — vor Gericht öffentlich verhandeln zu lassen. —

Vor Gericht stehen die Chancen für den Pfuscher günstiger als für den Arzt.

Selbst wenn aber ein Fall vor Gericht kommt, stehen für Kurpfuscher die Chancen fast immer weit günstiger als für den Arzt im gleichen Falle. Treffend hat darauf schon Steinbrück in seinem bereits erwähnten glänzenden Berichte über die Kurpfuscherei in Pommern hingewiesen. Die §§ 222—230 des Strafgesetzbuches, welche zumeist bei der Beurteilung der Kurpfuscher-Schädigungen in Frage kommen, die Strafbestimmungen wegen fahrlässiger Körperverletzung und Tötung sind gerade ihnen gegenüber oft stumpfe Waffen.

Wird nämlich ein Pfuscher vor Gericht gefordert, so werden meistens die beiden Fragen gestellt:

a) ob der Beschuldigte nach dem Maße seiner Kenntnisse und nach seiner sonstigen Einsicht und Erfahrung bei Anwendung gehöriger Sorgfalt jene schädlichen Folgen hätte voraussehen können, und

b) ob die vom Angeklagten angewandten Mittel die Verletzung bezw. den Tod herbeigeführt haben. —

Merkwürdige Milde der Gerichte gegenüber den Kurpfuschern.

In solchem Falle wird natürlich ein Arzt immer verurteilt, ein Kurpfuscher aber nur gelinde bestraft oder sogar freigesprochen, wie z. B. in dem schon erwähnten, wo der Kurpfuscher einen brandig gewordenen Bruch mit homöophatischen Mitteln zu Tode kuriert, aber eben freigesprochen wurde, weil die homöopathischen Mittel nicht den Tod herbeigeführt hätten.

Desgleichen erfolgte in dem bereits angeführten Falle (s. S. 38[1]) der Kurpfuscherin Karoline Prüfer, welche einen Brustkrebs so lange durch „Besprechen“ zu heilen versucht hatte, bis der Krebs nicht mehr operierbar war, seitens des Landgerichts Guben

(3. August 1896) Freisprechung, „weil das Besprechen eine Wirkung überhaupt nicht gehabt habe"; und der gleichsfalls schon erwähnte Kurpfuscher Heinrich Brendel, welcher durch seine Behandlung (s. S. 36[1]) rasche Erblindung des Patienten herbeigeführt hatte, wurde nur zu 1 Monat Gefängnis verurteilt, weil bei der Strafbemessung als mildernder Umstand geltend gemacht wurde, daß ein Laie nicht in demselben Maße wie ein approbierter Arzt für derartige Unfälle verantwortlich gemacht werden könne[1]).

Noch bedenklicher ist, daß sogar gegenüber offenkundigem Betruge der Kurpfuscher bei der Behandlung von Patienten häufig seitens der Gerichte eine Milde geübt wird, die dem Rechtsbewußtsein Vieler unverständlich ist: wenn zum Beispiel die schon erwähnte Kurpfuscherin Schöne (s. S. 33[1]), [2]), die gegen ein unverschämt hohes Honorar einem buckeligen Knaben Herstellung seiner normalen Figur durch ihre Sympathie-Mittel, und zwar durch Zuckerkügelchen, fest versprochen hatte, freigesprochen wird, weil das Gericht annimmt, „daß sie an die Wirknng ihres Mittels geglaubt habe", wenn der Kurpfuscher Croissier (s. S. 32[3]), der unter schwindelhafter Vorspiegelung einem armen, seit 15 Jahren tauben Dienstmädchen verspricht, er würde sie in 4 Wochen für 100 Mk. elektrohomöopathisch heilen, vom Gericht freigesprochen wird, unter der Begründung, daß das Treiben desselben zwar „gewissermaßen" als schädlich und gemeingefährlich bezeichnet werden müsse, andererseits aber doch angenommen werden könne(!), daß er selbst an die Heilkraft seiner Methode glaube(??), und wenn ein Kurpfuscher, wie der Tischler Krieg (s. S. 32[6]), der ein Mittel, das nach gerichtlicher Untersuchung nur ein von verbrannten kleinen Tieren herstammendes und mit widerlich riechendem Tieröl gemischtes Kohlenpulver ist, mit glänzender Geschäftsfertigkeit gegen ein Honorar von 15 Mk. für jedes Schächtelchen, mit der Motivierung, daß es ein wertvoller exotischer Pflanzenstoff sei, armen Epileptikern „anschmiert" und trotzdem nicht nur vom Schöffengericht, sondern auch auf die seitens des Staatsanwalts eingelegte Berufung vom Berliner Landgericht[2]) nochmals freigesprochen wird, weil das Gericht meint, daß er selber an die Wirkung seines Mittels glaube . . . . . . dann, ja dann wird wohl so Mancher über diese richterlichen Urteile bedenklich den Kopf schütteln. —

---

[1]) s. Berl. Klin. Wochenschr. 1896 Nr. 51 S. 1148.
[2]) 6. Strafkammer Berl. Laudger. v. 30. März 1899.

Die Herren Kurpfuscher aber kennen diese milde Praxis der Gerichte sehr wohl, und darum fürchten sie diese ebenso wenig, wie sie sich um die an sich dankenswerten öffentlichen polizeilichen Warnungen oder um die §§ 29 u. 147 R.-G.-O. kümmern, die ihnen das Führen arztähnlicher Titel verbieten, die aber das Publikum nicht schützen können, weil sie — wie schon früher erläutert worden — einfach umgangen werden. —

Einfach und klar ergiebt sich aus diesen Thatsachen der logische Schluß einer **Lücke im Gesetz**, da die bestehenden Gesetze, wie man sieht, zum Schutze des Volkes durchaus nicht genügen! —

Diesen Schutz auszuüben, ist aber des Staates höchste Pflicht, und dies um so mehr, als die gleichen Gefahren, welche aus dem uneingeschränkten Emporwuchern des Kurpfuschertums jedem Einzelnen drohen, in erweitertem Maßstabe für die Allgemeinheit sich geltend machen. —

Gefahren des Kurfuschertums für die Allgemeinheit. Ungünstige Beeinflussung der Morbiditäts- und Sterblichkeits-Statistik durch Kurpfuscher. Schwächung der Wehrkraft des Volkes durch Kurpfuscher. Schädigung des National-Vermögens und Volks-Wohlstandes durch die Kurpfuscher.

Zunächst wird Jeder ohne weiteres zugeben müssen, daß die ungünstige Beeinflussung der Krankheits- und Sterblichkeits-Statistik, welche bei der, in ganz Deutschland so ungeheuer gewachsenen Zahl der Kurpfuscher (vgl. die Arbeit Springfeld's) infolge der Menge der durch sie bewirkten einzelnen Gesundheitsschädigungen stattfindet, für den Staat nicht ganz gleichgültig sein kann. Es bedarf nur des Hinweises auf die hierdurch bedingte Schwächung der Wehrkraft des Volkes. Zu dieser tritt die Schädigung des Nationalvermögens, die aus der unnötigen, weil durch falsche Krankheitsbehandlung verursachten Ausschaltung so vieler erwerbsthätiger Kräfte aus dem Organismus des wirtschaftlichen Volkslebens ohne weiteres hervorgeht. Die Vernachlässigung der gewerbehygienischen Vorsichtsmaßregeln seitens der durch Kurpfuscher beeinflußten Arbeiter, die Verlängerung der Krankheitsdauer haben naturgemäß eine finanzielle Ausbeutung der Kassen und Berufsgenossenschaften im Gefolge. Wenn ein Arbeiter sich einen Arm ausrenkt, oder wenn er sich anderweitig verletzt, so wird er durch sachgemäße ärztliche Behandlung bald seinem Erwerbszweige wieder zugeführt. Wird er vom Pfuscher falsch behandelt, so wird er unter Umständen erwerbsunfähig.

Bericht der Bairischen Regierung über die Schädigung der Berufsgenossenschaften durch kurpfuscherische Behandlung Verunglückter.

In einem Berichte der Kgl. Bairischen Regierung[1]) heißt es

---

[1]) s. die Arbeit vom Obermedicinalrat Dr. M. Braun, Mitglied des Kgl. Bair. Ober-Medicinal-Ausschusses: „Ausübung der Heilkunst durch nicht approbierte Personen in Baiern im Jahre 1894 (s. Münch. med. Wochenschr. 27. Aug. 1895. S. 821 ff.)

ausdrücklich: „Die Unfallversicherungen bieten Gelegenheit, viele Fälle aufzuzählen, bei welchen rechtzeitige, sachverständige Hilfe in kurzer Zeit einen günstigen Ausgang herbeigeführt hätte, während unter der Hand der Pfuscher Phlegmonen (eitrige Entzündungen) sich entwickelten, welche zu Verkrüppelungen führten, die den Verkrüppelten eine lebenslängliche Rente aus den Mitteln der Berufsgenossenschaften zu bewilligen zwangen." —

Rundschreiben des Reichs-Versicherungs-Amtes an die Berufsgenossenschaften über die günstigen Ergebnisse sofortiger sachgemäßer Behandlung.

Ähnlich hat das Reichsversicherungsamt vor nicht allzu langer Zeit zwei Rundschreiben an die Berufsgenossenschaften erlassen, in welchen auf die äußerst günstigen Ergebnisse hingewiesen wird, die durch die sachgemäße Übernahme des Heilverfahrens unmittelbar nach geschehenem Unfall bei einer großen Anzahl von Berufsgenossenschaften erzielt worden sind. Danach hat z. B. die Knappschaftsberufsgenossenschaft in ihren eignen Krankenhäusern von 1365 übernommenen Fällen 945, und die landwirtschaftliche Berufsgenossenschaft von Schleswig-Holstein von 102 solcher Fälle die Hälfte vor Ablauf der 13. Woche ihrem Berufe wiedergegeben. Weiterhin haben die Berufsgenossenschaften der chemischen Industrie von 92 Schwerverletzten 72, und die Brauerei-Berufs-Genossenschaft von 580 übernommenen Schwerverletzten 531 schon vor Ablauf der Wartezeit als völlig geheilt und wieder voll erwerbsfähig entlassen können. —

Wenn nun also die Bedeutung rechtzeitiger und sachgemäßer ärztlicher Hilfe gegenüber den durch kurpfuscherische Behandlung entstandenen Schädigungen sogar amtlich anerkannt, wird — wie vereint sich damit die Anstellung roher, ungebildeter Kurpfuscher bei Krankenkassen und die Anerkennung kurpfuscherischer Krankheitsatteste nicht bloß in der Schule von seiten der Schulaufsichtsbehörde, sondern sogar bei Gericht? — Und welchen Wert hat dann überhaupt die Erteilung einer staatlichen Approbation an den nach jahrelangen mühevollen, mit großen Opfern verbundenen Studien seine Prüfung ablegenden Arzt? — Höchstens den, daß er zugleich mit der Schwierigkeit und Verantwortlichkeit des ärztlichen Berufs eine Summe von Zwangsvorschriften übernimmt, von welchen der Pfuscher völlig frei ist! Denn, abgesehen von den vielen, die Berufspflichten des Arztes regelnden älteren gesetzlichen Bestimmungen, die noch heute in Kraft sind, sind durch Polizei-Verordnungen dem ärztlichen Stande besondere Berufspflichten auferlegt, und „obwohl die ärztliche Ausübung der Heilkunst sich nicht als ein gemäß § 15 R.-G.-O. meldepflichtiger Gewerbebetrieb qualifiziert, kann und ist durch Polizei-Verordnung den Ärzten die Meldepflicht, und zwar die bei der Polizei auferlegt. Von allen diesen Beschränkungen ist der Pfuscher frei." Mit

Zwangsvorschriften für die Ärzte, von denen der Pfuscher frei ist.

Recht wundert sich Springfeld (l. c.) darüber, daß „der Staat das Publikum schützen will gegen einen Stand aus hoch qualifiziertem Menschenmaterial, aber es schutzlos läßt gegen katilinarische Existenzen!“ „In der ganzen Reichs-Gewerbe-Ordnung,“ so schreibt er (l. c.) „findet sich kein Analogon für diese Inkonsequenz; und eine boshaftere Satire auf dieses unnatürliche Verhältnis kann wohl nicht geliefert werden, als die, daß ein merkantil angelegter Arzt seinen „Gewerbebetrieb“, um ihn lukrativ zu gestalten, als einen „nicht-ärztlichen“ betreiben müßte! —

Bei dem Mangel gesetzlicher Bestimmungen, welche von vornherein aus dem Stande der Heilkundigen die unlauteren Elemente auszuscheiden gestattet, dem Mangel der Meldepflicht 2c., ist die Aufgabe der Medicinalpolizei: Gefahren zu verhüten, besonders schwierig, um nicht zu sagen — unmöglich! —

Gefahren kurpfuscherischer Behandlung in Epidemien.

Vor allem denke man an diejenigen Gefahren, welche beim Ausbruch von Epidemieen der Allgemeinheit drohen. Nicht nur, daß bei dem Mangel an Vorkenntnissen der einzelne Fall nicht erkannt, nicht isoliert, nicht richtig behandelt und die gebotene notwendige Desinfektion nicht vorgenommen wird, sondern vor allem wird die gesetzlich für den Arzt in solchen Fällen bestehende Anzeigepflicht, das erste Erfordernis der Bekämpfung von Seuchen, illusorisch, zumal da das Publikum oft weiß, daß für die Pfuscher diese Anzeigepflicht nicht besteht, und es somit in Fällen, in denen es ihm darum zu thun ist, die ansteckende Krankheit nicht zur Kenntnis der Behörden gelangen zu lassen, mit Vorliebe die Hilfe des Pfuschers in Anspruch nimmt. —

Die Anzeigepflicht, das erste Erfordernis der Bekämpfung von Seuchen, wird illusorisch durch die Kurierfreiheit.

Wie notwendig ist es, daß solche erste Fälle von ansteckenden Krankheiten in sachgemäße ärztliche Behandlung kommen! In den amtlichen Generalberichten über das öffentliche Gesundheitswesen des Regierungsbezirks Köln (von 1880 bis 1895) sind zahlreiche Einzelfälle von Cholera, Pocken, Typhus, Scharlach, Diphtheritis u. dgl. m. angeführt, in welchen es den behandelnden Ärzten auch unter ungünstigen Verhältnissen schon ohne polizeiliches Einschreiten gelang, durch rechtzeitige Isolierung und Desinfektion dem Entstehen einer Epidemie vorzubeugen. „Da nicht nur in Köln,“ — so bemerkt Schwartz[1]) — sondern auch in fast allen größeren Städten während der letzten Jahre für die Wohnungs-Desinfektion mit den

[1]) „Die Mitwirkung der behandelnden Ärzte bei Wohnungs-Desinfektionen“ von Geh. Med.-Rat Dr. O. Schwartz; s. Deutsch. med. Wochenschrift 1898 Nr. 11.

nötigen Apparaten und mit instruiertem Bedienungspersonal versehene Desinfektionsanstalten vorhanden und auch die öffentlichen Krankenanstalten mit verbesserten Isolier-Einrichtungen versehen sind, würde der Kampf gegen ansteckende chronische und akute Krankheiten jetzt noch weit erfolgreicher geführt werden können wie früher, wenn gegen den ganzen Geheimmittel-Schwindel und die gewerbsmäßige Kurpfuscherei wirksamer seitens der Sanitäts-Behörden vorgegangen werden könnte." —

Ein Erlaß des Polizei-Präsidenten von Berlin (v. 3. Juli 1893) betrifft die ärztliche Meldung und Desinfektion bei asiatischer Cholera, Pocken, Fleck- und Rückfall-Typhus, Diphtherie (unbedingt) und bei Darmtyphus, Kopfgenickkrampf, bösartigen Masern und bösartiger Ruhr (auf Anordnung des Polizei-Präsidiums). Dieser Erlaß ist gewiß sehr wirksam zur Bekämpfung dieser Krankheiten, sobald und solange nur Ärzte mit der Behandlung derselben beschäftigt sind. Ein paar Fälle in der Hand von Pfuschern aber genügen, um eine ganze Stadt zu verseuchen. —

Erhöhung der Zahl der Blinden in den Blindenanstalten durch vorangegangene kurpfuscherische Behandlung.

Auf dem im vorigen Jahre zusammengetretenen Blindenlehrer-Kongreß wurde gleichfalls darauf hingewiesen, daß in den meisten Fällen der Blindheit hätte vorgebeugt werden können, wenn bei der Augenentzündung der Neugeborenen — welche für die bei weitem größte Zahl der Erblindungen verantwortlich zu machen ist — nicht so häufig kurpfuschende Hebammen, statt einen Arzt zu holen, die Behandlung übernommen hätten. —

Verhinderung der Bekämpfung venerischer Krankheiten durch Kurpfuscher.

Ganz ähnlich verhält es sich mit den venerischen (geschlechtlichen) Krankheiten, welche leider einen Haupttummelplatz für gewinnsüchtige Kurpfuscher bilden. Nicht nur, daß der Einzelne über die ansteckende Natur seines Leidens oft nicht belehrt, ruhig weiter geschlechtlichen Umgang pflegt und seine eigne Erkrankung auf Andere überträgt, nicht nur, daß von solchen unwissenden, aber durchtriebenen Leuten sogar der Beischlaf mit kleinen Kindern, Jungfrauen und Schwangeren (!) zur Heilung seiner Krankheit ihm anempfohlen wird, nicht nur, daß er selbst durch falsche Behandlung seines Leidens zum Siechen gestempelt werden kann — es wird auch, wie leicht ersichtlich, durch solche kurpfuscherische Behandlung die Verbreitung der venerischen Krankheiten in ungeahnter Weise gefördert und jede polizeiliche Schutzmaßregel beinahe wertlos. — Ein Erlaß des Polizei-Präsidenten von Berlin (unterm 11. Juli 1898) weist — infolge der gleichlautenden Erlasse des Kultusministers, des Ministers des Innern und des Kriegsministers (vom 13. Mai 1898) — auf die für die Zivil-Ärzte geltenden Bestimmungen betreffend die Anzeige syphilitisch und anderweitig geschlechtlich erkrankter Soldaten hin, welche dem betreffenden

Unwirksamkeit polizeilicher Erlasse zur Eindämmung der venerischen Krankheiten bei der heutigen Kurierfreiheit.

Truppenteile zu melden sind. In diesem Erlasse wird Bezug genommen auf § 69 des Regulativs vom 8. Aug. 1835 (Ges.-S. S. 240), nach welchem die Polizeibehörden dafür zu sorgen haben, daß man herausbekomme, von welcher Frauensperson die Krankheit herrühre, damit lüderliche Personen, von deren Leichtsinn die weitere Verbreitung des Uebels zu befürchten, und bei denen ein freiwilliges Aufsuchen ärztlicher Hilfe nicht zu erwarten sei, untersucht, in die Kur gegeben und damit „überhaupt die zur Verhütung einer weiteren Verbreitung des Übels durch die Umstände gebotenen Maßregeln getroffen werden können". — Wie denkt man sich die Wirkung derartiger Erlasse und Polizeivorschriften bei der heutzutage herrschenden Kurpfuscherei-freiheit? Die Wirkung kann unter den heutigen Gesetzen doch höchstens die sein, daß fortan der größte Teil derjenigen Soldaten, die bisher in aller Stille ärztliche Hilfe nachgesucht, um möglichst bald wieder gesund zu werden, jetzt, durch die ärztliche Meldepflicht abgeschreckt, zu Kurpfuschern laufen werden, die zur Anzeige nicht verpflichtet sind, und daß also so, statt der durch den Erlaß gewollten Einschränkung, geradezu eine Verbreitung der geschlechtlichen Krankheiten und eine Erhöhung der Unsittlichkeit stattfindet.

Erhöhung der Unsittlichkeit durch die Kurpfuscher.

Man braucht sich nur einmal die großen Tageszeitungen anzusehen mit den unglaublich zahlreichen Annoncen der Kurpfuscher. Wird nicht schon dadurch, daß sich dauernd in schwindelhaften Annoncen so viele Pfuscher zur „sicheren Heilung" von „geheimen Leiden" erbieten, die Lüsternheit geweckt, indem die Würdigung der Gefahr der Ansteckung für den Einzelnen durch die Hoffnung „sofortiger Heilung ohne Berufsstörung", „sogar brieflich", nach und nach vollständig zurücktritt? — Und was Anderes als die Erregung der Sinnlichkeit bezwecken denn die „berühmten" Methoden des früheren Tischlermeisters Louis Kuhne in Leipzig, der seine charakteristischen „Reibe-Sitzbäder" (Reibung der Genitalien im Sitzbade) allen Patienten auch brieflich empfiehlt?" — „Man begreift, daß er viele Verehrer dieser „Methode" gefunden hat, die nicht mehr davon lassen wollen." (Koßmann).

Wird nicht weiterhin, wenn „frühere", (also meistens bestrafte) Hebammen und sogar männliche Pfuscher ihren „Rat und Hilfe" „in allen Frauen-Angelegenheiten" täglich in Annoncen anbieten, die Furcht vor Empfängnis, die doch so viele junge Mädchen einem sittlichen Lebenswandel erhält, durch die Möglichkeit leichter Kindesabtreibung durch solche „Heilkünstler" bedeutend zurückgedrängt? — Es existiert zwar ein Erlaß des Polizei-Präsidenten von Berlin, welcher die öffentliche Anpreisung solcher „antikonzeptioneller" (Empfängnisverhinderungs-) Mittel untersagt, aber man hört nirgends, daß die Polizei gegen solche Annoncen-Aufnahme eingeschritten wäre. Noch heute findet man, nicht nur in Berliner, sondern auch in Provinz-Blättern täglich Annoncen wie: „In jeder Damenangelegenheit zu sprechen: Frau Franke, frühere Hebamme, Leipzig, Humboldstraße 7," „Hygienischer Frauenschutz! gesetzlich geschützt (!) Hebamme Mosenthin Berlin, Stallschreiberstraße 27/28" u. dergl. — Daß aber durch diese Ankündigungen solche Pfuscherinnen die Aufmerksamkeit des Publikums nicht bloß auf solche „antikonzeptionelle Mittel" gelenkt werden soll und auch gelenkt wird, sondern mehr noch auf ihre Dienste bei Kindesabtreibungen, ergiebt sich u. a. aus gerichtlichen Verurteilungen solcher Pfuscherinnen. — So hatte sowohl die verw. Schlosser Anna Krause (gerichtlich erwiesen[1]) als auch die Mechanikerfrau Emma Ahnelt, geb. Kluge (gerichtlich erwiesen[2]), in zahlreichen Annoncen ihre Hilfe in derartigen „Frauen-Angelegenheiten" durchblicken lassen; die betreffenden Schwurgerichtsverhandlungen ergeben, wie häufig diese „Hilfe" in Anspruch genommen worden ist! —

Anpreisung antikonzeptioneller Mittel, hinter welchen sich Anbietung zur Kindes-Abtreibung versteckt.

Noch bedenklicher ist die Thatsache, daß selbst männliche Kurpfuscher sich unbehindert und ungestraft öffentlich zur Untersuchung und Behandlung von Frauen anbieten dürfen. Es erscheint einfach unglaublich, daß bei den, doch gerade heutzutage von Staatswegen so über alle Maßen geförderten und geforderten Bestrebungen zur „Hebung der Sittlichkeit" gegen diese Art von Ankündigungen nicht eingeschritten wird! —

Erhöhung der Unsittlichkeit durch Behandlung von Frauen seitens ungebildeter, roher männlicher Pfuscher.

Eine Annonce eines Breslauer Barbiers lautet: „Junge Mädchen und Frauen werden korrekt wegen Unterleibsleiden pünktlich behandelt bei Otto Laube, Breslau, Nikolaistr. 62". — „Welche Summe von Niederträchtigkeit," schreibt Koßmann, dem diese Annonce auch aufgefallen ist (l. c.), mag sich hinter diesen wenigen Worten verbergen, die ebensowohl geeignet sind, ganz naive Personen anzulocken, wie auch solche, die zwischen den Zeilen zu lesen verstehen." Ähnlich lautet eine Annonce: „Für Damen Rat und Hilfe in allen Angelegenheiten" Willy Dehnel Breslau, a. Neumarkt 22, oder „Geheime Unterleibs-Krankheiten, Geschlechtsleiden von Männern und Frauen . . . heilt sicher und gründlich O. Mentzler, Breslau, Große Feldstraße 19[I]". Diese beiden letztgenannten „Herren" haben dabei die Unverfrorenheit, sich in Annoncen und im Adreßbuch als „Spezialisten für

[1]) Schwurgericht Breslau vom 25. April 1899.
[2]) Schwurgericht Liegnitz vom 19. April 1899.

Haut- und Geschlechtskrankheiten" zu bezeichnen. Dann darf man sich freilich nicht wundern, wenn das Publikum einen Unterschied zwischen approbierten Ärzten und nicht approbierten „Heilkünstlern" nicht mehr zu machen weiß und viele Dinge, die auf Rechnung „solcher Spezialisten" zu setzen sind, leider dem ärztlichen Stande in die Schuhe schiebt. Das untergräbt dann natürlich ohne weiteres die Autorität der staatlich geprüften Mediciner, besonders wenn dann ein solcher „Spezialist" vor Gericht erscheint, welcher dem harmlosen Publikum gegenüber vor seiner Verhaftung sich als Arzt aufgespielt hat. Das war z. B. bei dem „Gehörleiden-Spezialisten" Gustav Giese (aus Magdeburg) der Fall, der unter Entfaltung einer großen Zeitungs-Reklame von Ort zu Ort reiste, um „Gehörfehler" zu beseitigen, aber diese Gelegenheit benützte, um unsittliche Attentate auf junge Mädchen auszuüben (gerichtlich erwiesen[1]). Aus demselben Grunde wurde der von uns schon erwähnte „Wunderdoktor" und Magnetiseur Majewski (s. S. 33[4]), nachdem er eine wegen Betrugs 2c. erhaltene Zuchthausstrafe abgesessen und einige Monate wieder den Heilkünstler gespielt hatte, in Karlsruhe in Baden in Haft genommen, weil der geriebene Patron hierbei Frauen zu verbrecherischen Zwecken hypnotisiert und sich gegen junge Mädchen vergangen hatte (gerichtlich erwiesen[2]). In ähnlicher Weise wollte der ebenfalls vielfach vorbestrafte Kurpfuscher Ernst Tauchert bei einem 16jährigen Mädchen, das mit einem Ohrenleiden behaftet, ihn konsultierte, durchaus ein Unterleibsleiden als Ursache des Ohrenleidens herausfinden, um hierbei unsittliche Manipulationen vornehmen zu können (gerichtlich erwiesen[3]).

*Gerichtlich erwiesene Fälle unsittlicher Attentate durch Kurpfuscher.*

Wenn solche Verbrechen von Kurpfuschern unter dem Deckmantel der Ausübung der Heilkunde begangen werden, dann darf man sich freilich nicht wundern, daß sie sich nicht im mindesten scheuen, über solche geschlechtlichen Fragen öffentlich mit möglichster Unverfrorenheit in Versammlungen zu sprechen, um durch ein „interessantes Thema" möglichst Viele anzulocken. So war der „Naturheilanstaltsdirektor" Franz Fischer in Lauban, der nebenbei die Kühnheit hatte, sich als Arzt zu bezeichnen, im April d. J. außer wegen anderer Vergehen auch darum angeklagt: im Januar und Februar 1898 durch anstoßerregende, öffentliche Ankündigungen von Vorträgen über das Geschlechtsleben und über geschlechtliche Leiden von

*Unsittliche öffentliche Vorträge der Kurpfuscher.*

[1]) Glatz. Schwurgericht vom 10. Juli 1896.

[2]) Karlsruhe (s. Bericht darüber Bresl. Zeit. v. 16. August 1898).

[3]) Strafkammer Berl. Landgericht I v. 21. Januar 1897 (s. Bericht darüber Berl. Tagebl. v. 22 August 1896).

Männern und Frauen groben Unfug verübt zu haben (gerichtlich erwiesen[1]), was um so verwerflicher ist, als ja erfahrungsgemäß in den Versammlungen, in welchen solch „belehrende" Vorträge gehalten werden, sich auch viele minderjährige Personen beiderlei Geschlechts befinden. —

Und wenn dann eine große Zahl Gläubiger beisammen ist, so benützt man die Gelegenheit, eine systematische Agitation gegen alle medicinalpolizeilichen Anordnungen, gegen die staatlichen Medicinalgesetze, wie Anzeigepflicht, Impfgesetz und ähnliches in weite Kreise der Bevölkerung zu tragen. Die „Herren Vortragenden" finden zu ihren Reden eine vorzügliche Anleitung in den so zahlreichen Schriften und Büchern der Kurpfuscher, wie z. B. in Bilz' Naturheilverfahren u. s. w. Es ist einfach unfaßbar, wie derartige Schriften, die die offene Auflehnung gegen staatliche Einrichtungen predigen, überhaupt immer noch vertrieben werden dürfen; geben sie doch ganz offen den Rat, durch Aussaugen der Impfwunde, oder durch sofortiges gründliches Abreiben der geimpften Stelle und darauffolgende Umschläge den Impfschutz unwirksam zu machen! — Wenn man bedenkt, wie unendlich segensreich der Impfzwang für Deutschland geworden ist (was bereits im vorigen Abschnitt erläutert ist), und welche Gefahren solche impfgegnerische Manipulationen für das Volkswohl bedeuten können, so wird man nicht begreifen, daß der Staat, der sonst so ängstlich über die Heilighaltung der Gesetze und die Anerkennung der staatlichen Autorität wacht, nur den Kurpfuschern und Naturheilkünstlern gegenüber solche Milde walten läßt. —

Systematische Agitation der Kurpfuscher gegen Medicinalgesetze, Impfzwang 2c.

Milde der staatlichen Behörden gegenüber der Agitation der Kurpfuscher gegen staatliche Gesetze.

Ohne diese Milde und Nachsicht seitens staatlicher Behörden hätten auch die organisierten Kurpfuscher-Verbindungen, „Naturheilvereine" genannt, niemals einen derartigen Aufschwung nehmen können. Sie bilden eine Gefahr für den Staat, weil gerade sie den Tummelplatz und den Boden für alle kurpfuscherischen Bestrebungen und für die soeben beschriebenen systematische Agitation gegen alle Medicinalgesetze, Impfzwang, Meldepflicht bei ansteckenden Krankheiten, kurz gegen eine ganze Anzahl als notwendig und segensreich erkannter Gesetze und Verordnungen darstellen. — Und wenn man bedenkt, daß der „Deutsche Bund der Naturärzte und Naturheilkundigen", der sich über ganz Deutschland erstreckt, 72000 Mitglieder zählt, und wenn man weiterhin bedenkt, daß die ganze sogenannte „Naturheilkunde" — wie schon früher dargethan — nur ein Deckmantel für ganz andere staatsgefährliche Be-

Staatsgefährliche Bestrebungen der Naturheilvereine.

[1]) Landgericht Bautzen vom 11. Aril 1899.

*Beziehungen der Kurpfuscher zur Presse.*

strebungen ist und nur der Sammelname für alle gegen die staatlich anerkannte Heilkunde entfachten Bewegungen — so begreift man, daß es höchste Zeit ist, von Staatswegen diesem gefährlichen Treiben Einhalt zu thun. Freilich ist das zur Zeit sehr schwer, weil diese Kurpfuscher nicht nur durch Gründung eigner Kurpfuscher-Zeitungen — von denen es in Berlin allein sechs giebt — durch Auslegen dieser Zeitungen in Tausenden von Lokalen und öffentlichen Plätzen, durch Beteiligung an ganz anderen, der Reklame dienenden Blättern das lesende Publikum in ihrem Sinne zu leiten suchen, sondern mehr noch darum, weil sie über einen großen Teil der weitverbreiteten politischen Tagespresse gebieten.

*Die Reklame der Kurpfuscher bringt den Zeitungen großen Gewinn.*

Diese Presse, die so häufig Worte vom „Schutz des Volkswohles" u. dgl. im Munde führt, steht vielfach aus klaren Geschäftsrücksichten im Dienste der Kurpfuscherei. — Haben doch Redakteure von Blättern, deren Leserzahl viele, viele Tausende beträgt, unumwunden erklärt, sie könnten aus „Geschäftsrücksichten" nicht gegen die Kurpfuscher auftreten; denn die Ärzte dürften nach ihren Anschauungen von Anstand und Sitte gar nicht oder nur bei gewissen Veranlassungen annoncieren, die Kurpfuscher-Annoncen aber seien eine nicht zu unterschätzende laufende Einnahmequelle. Aus der Menge der Kurpfuscher-Annoncen ersieht man weiterhin, daß die, bei Emanation des Gewerbegesetzes von 1869 von vielen Abgeordneten ausgesprochene Annahme, die Kurpfuscher würden unter dem Lichte der Freiheit und Öffentlichkeit verschwinden, eine völlig irrige war. —

*Die Kurpfuscherei könnte ohne Reklame nicht solchen Aufschwung nehmen.*

Sie drängen sich in die Oeffentlichkeit mit aller Macht, und im Lichte der Freiheit preisen sie ihre Künste in tausend schwindelhaften und umfangreichen Annoncen an. Das würden sie gewiß nicht thun, und vor allem würden sie nicht so ungeheure Summen zu Reklamezwecken verwenden, wenn sie nicht als „geschäftskundige Leutchen" wüßten, daß sich diese Reklame rentiert! — Man nehme ihnen die Möglichkeit der Reklame, und man wird ihnen einen Teil ihrer Daseinsbedigungen rauben! —

Das empfinden sie instinktiv, und das weiß auch die, von ihnen Nutzen ziehende Tagespresse. Darum lehnt sie die Aufnahme von Artikeln gegen die Kurpfuscher so häufig ab und darum bestrebt sie sich, die Frage der Kurierfreiheit zu einer politischen zu gestalten, die sie in Wirklichkeit gar nicht ist; der Kampf um sie darf nicht von politischen, sondern nur von moralisch-ethischen Gesichtspunkten aus betrachtet werden.

Natürlich schreien Kurpfuscher und die mit ihnen verbündete Presse

Zeter und Mordio, wenn sie nur von irgend welchen Bestrebungen zur Eindämmung des Kurpfuscherei-Schwindels Wind bekommen. Und so haben sie im vorigen Jahre in Leipzig sich zusammengethan und eine Erklärung angenommen, die jede Beschränkung der Kurierfreiheit als einen „Kulturrückschritt" und „Eingriff in die persönliche Freiheit des deutschen Volkes" verurteilt, und sie haben beschlossen, diese „Erklärung" dem Bundesrate und dem Reichstage zu übermitteln. —

„Wir dürfen nun wohl erwarten," schreibt Eulenburg daraufhin treffend in der Deutsch. med. Wochenschrift (1898 Nr. 22), „daß nach diesem Vorbilde auch die Taschendiebe und ähnliche „Gewerbetreibende" mit gleichlautenden Erklärungen anrücken und jede Einschränkung der Freiheit der Taschenausplünderung als „Kulturbarbarei" und „nicht länger zu duldenden Eingriff" in die persönliche Freiheit des deutschen Volkes in den Bann thun werden." —

Unhaltbarkeit der früheren Motive f. die Kurierfreiheit.

Die Motive, die zur Aufhebung des Kurpfuschereiverbots 1869 geführt haben, bestehen heut nicht mehr zu Recht. Die Annahme, daß der Bildungsgrad unseres Volkes so hoch und so groß sei, daß ein Zweifel an seinem Vermögen, den wirklichen Arzt vom unberufenen Quacksalber zu unterscheiden, für eine Beleidigung des deutschen Volkes angesehen werden müsse, hat sich leider als ganz irrig herausgestellt. In beredten Worten hat Birch-Hirschfeld in der ersten Kammer des sächsischen Landtages (Sitz. v. 6. März 1895) dargethan, daß in bezug auf die Ausübung der Heilkunde „die Zustände bei der jetzigen Fassung der Gewerbeordnung weniger ein erfreuliches Reifezeugnis für das Publikum im allgemeinen als vielmehr einen Freibrief für die Thätigkeit gewissenloser Ausbeuter darstellen, und daß besonders neuerdings die Zunft der ungeprüften angeblichen Heilkünstler angefangen hat, einen gemeingefährlichen Charakter anzunehmen." —

Das zweite Hauptmotiv aber für die vor 30 Jahren erfolgte Aufhebung des Kurpfuscherei-Verbots, nämlich die Furcht, daß bei dem steten Wachsen der Bevölkerung durch Einreihen der Ärzte in die Gewerbeordnung und das hierdurch ihnen gegebene Recht der freien ärztlichen Hilfeleistung es dem ärmeren Teile der Bevölkerung an genügender Hilfe für die Kranken fehlen würde, gilt für unsere heutige Zeit nicht mehr, sowohl wegen der Ueberfüllung im ärztlichen Berufe als auch durch die moderne Krankengesetzgebung, welche gerade der weniger bemittelten Bevölkerung ärztliche Hilfe sichert. — Zudem besteht auch heute noch durch den § 360 d. Str.-G.-B. für jeden Arzt in dringenden Fällen der Zwang der Hilfeleistung.

Es war bei Emanation der heutigen Gewerbeordnung direkt un-

Die Heilkunst ist kein Gewerbe.

logisch, die Heilkunde unter die Gewerbe einzureihen. Die Heilkunst ist ebensowenig ein Gewerbe, wie der Arzt Gewerbetreibender ist. „Existieren doch für den Arzt noch heutzutage bestimmte Berufsgesetze, rechtskräftig und in solcher Zahl, daß die Berufspflichten des Arztes noch heute denen von Beamten nahekommen." (Springfeld.)

Der Arzt steht durch seinen Beruf im Dienste der Allgemeinheit, und jeder Fortschritt, den seine Wissenschaft ihm bringt, bedeutet, durch Förderung des Allgemeinwohls und Hebung der gesundheitlichen Lebensbedingungen für die Gesamtheit, für ihn selbst naturgemäß eine Beeinträchtigung seiner materiellen Existenz. —

Die ethische Geltung der ärztlichen Leistungen.

„Die hervorragende ethische Geltung der ärztlichen Leistung liegt darin, daß der Arzt in seiner Berufserfüllung dasjenige einsetzt, was er den Andern zu retten oder wiederzugeben kommt. Gegenüber dem Werke solcher Nächstenliebe schrumpft die Belohnung, welche dem Arzte zuteil wird, so glänzend sie auch sein mag, mächtig zusammen. Zunächst bleibt er angewiesen auf den Genuß der inneren Befriedigung für sich; über diese hinaus ringt er um die Anerkennung des Standes, dem er angehört, und des Berufes, den er repräsentiert, als Einer, dem die Wissenschaft den Organismus erschlossen, dessen Gemüt die empfindlichsten Leiden der Menschen in sich aufgenommen, der inmitten ihrer Einwirkungen besonnen und stark geblieben!" (Rokitanski.) —

Daß diese Auffassung — gegenüber den ungeheuerlichen Verdächtigungen gegen Ärzte und ärztliche Wissenschaft durch Kurpfuscher — endlich tiefer in das Volksbewußtsein dringen möge, daß es endlich Licht werde, um die finsteren Geister zu bannen, die immer drohender emporsteigen — — — das ist unser Wunsch! —

Möge es (um mit Rubner zu sprechen) vereinten Kräften endlich gelingen, auch in den irregeleiteten Kreisen der Bevölkerung ein besseres Verständnis anzubahnen, „auf daß sie scheiden lerne zwischen Schlacke und Erz", zwischen falscher und wahrer Heilkunde!

Zeitfracht Medien GmbH
Ferdinand-Jühlke-Straße 7
99095 Erfurt, Deutschland
produktsicherheit@kolibri360.de